Diagnostik
Seite 14 – 18

Allgemeine Maßnahmen
Seite 19 – 48

Spezielle Notfälle
Seite 49 – 230

Notfallmedikamente
Seite 231 – 264

Sonstiges
Seite 265 – 288

Notfall-Taschenbuch für den Rettungsdienst

Herausgegeben von
Dr. med. Rolando Rossi und Günter Dobler

unter Mitarbeit von
Waldemar Birkholz · Annemarie Sauer

Mit einem Vorwort von
Prof. Dr. med. F. W. Ahnefeld

7., überarbeitete und erweiterte Auflage

1993 Verlagsgesellschaft Stumpf & Kossendey

WICHTIGE HINWEISE

Autoren und Verlag haben höchste Sorgfalt hinsichtlich der Angaben von Therapierichtlinien, Medikamentenanwendungen und -dosierungen aufgewendet. Nachdem gesetzliche Bestimmungen und wissenschaftliche begründete Empfehlungen einer ständigen Veränderung unterworfen sind, ist der Benutzer aufgefordert, die aktuell gültigen Richtlinien anhand der Literatur und der Beipackzettel zu überprüfen und sich entsprechend zu verhalten.

Die Angaben von Handelsnamen, Warenbezeichnungen etc. ohne die besondere Kennzeichnung ® bedeuten keinesfalls, daß diese im Sinne des Gesetzgebers als frei anzusehen wären und entsprechend benutzt werden könnten.

Alle Rechte, insbesondere die der Übersetzung, des Nachdrucks, der Entnahme von Abbildungen oder Textteilen, vorbehalten. Auch auszugsweise Wiedergabe nur mit ausdrücklicher Genehmigung der Autoren und des Verlages.

Autoren:
Birkholz, Waldemar; Arbeiter-Samariter-Bund, Ulm/Donau
Dobler, Günter; Arbeiter-Samariter-Bund, Ulm/Donau
Rossi, Rolando, Dr. med.; Chefarzt der Abteilung Anästhesie,
Intensiv- und Notfallmedizin, Stadt- u. Kreiskrankenhaus Ansbach
Sauer, Annnemarie; Zentrum für Innere Medizin der Universität Ulm/Donau

CIP-Kurztitelaufnahme der Deutschen Bibliothek

Rossi, Rolando:
Notfalltaschenbuch für den Rettungsdienst / Rolando Rossi
und Günter Dobler. Unter Mitarbeit von Waldemar Birkholz
und Annemarie Sauer. Mit einem Vorwort v. F.W. Ahnefeld. –
ISBN 3-923124-04-X

NE: Dobler, Günter

© Copyright by Verlagsgesellschaft Stumpf & Kossendey, Edewecht,
1983, 1984, 1985, 1986, 1987, 1990, 1993
Druck: Braun-Druckerei, Bad Zwischenahn

VORWORT

Der Rettungssanitäter hat im Einsatz klar zu definierende Aufgabenbereiche bei der Erstversorgung von Notfallpatienten wahrzunehmen:

1. Selbständig zu handeln, falls kein Arzt am Orte des Geschehens zur Verfügung steht,
2. auf Anordnung eines Arztes selbständige oder assistierende Tätigkeiten durchzuführen.

Für beide Aufgaben benötigt er Kenntnisse und Fähigkeiten, also eine den Erfordernissen entsprechende theoretische und praktische Aus- und Fortbildung. Obwohl es heute genügend Vorstellungen, ja sogar Empfehlungen über den anzustrebenden Ausbildungsinhalt gibt, ist die Ausbildung in der Qualität unterschiedlich und unzureichend geblieben und auch die notwendige Fortbildung nur in einem geringen Umfange erreicht. Andererseits muß der Rettungssanitäter in den beiden dargestellten Aufgabenbereichen schnell, gezielt und effektiv handeln, er muß die Situation erkennen, die sich aus dem breiten Spektrum der Notfälle ergibt, und daraus die Ansatzpunkte der ihm möglichen Sofortmaßnahmen ableiten. Er muß in der Kooperation mit dem Arzt mitdenken und handeln, Maßnahmen, Geräte und Instrumentar anwenden oder Medikamente, Infusionen bereitstellen, schließlich eine Überwachungsfunktion wahrnehmen können. Es gibt häufige und seltene Notfälle, damit häufig und selten anzuwendende Maßnahmen, Geräte und Medikamente. In der bereits dargestellten unbefriedigenden Ausbildungssituation wird jeder Rettungssanitäter, der seinen Aufgaben gerecht werden will, sehr viel Eigeninitiative aufbringen müssen, um sich ständig weiter- und fortzubilden. Das Grundsätzliche kann er nur aus den Lehrbüchern entnehmen.

Für Wiederholungen oder eine schnelle Information haben sich auch im ärztlichen Bereich gestraffte Zusammenfassungen des Grundlagenwissens in Form eines Taschenbuches bewährt. Die Autoren dieses Taschenbuches bieten mit ihrer Publikation dem Rettungssanitäter ein klar gegliedertes, in Stichworten zusammengefaßtes Basiswissen an. Ich bin der festen Überzeugung, daß damit eine weitere Lücke zu schließen ist. Das Buch kann als ständiger Begleiter die dringend notwendige Fortbildung verbessern, als kurzgefaßter Ratgeber aber auch im Einsatz nützlich sein. Es kann, soll und darf weder praktische Übungen noch eine systematische Fortbildung ersetzen.

Ich wünsche dem Taschenbuch eine weite Verbreitung und vor allem den angestrebten Erfolg.

Ulm, Mai 1983

F. W. Ahnefeld, Ulm

EINLEITUNG

Notfallsituationen, in denen Patienten akut in ihren Vitalfunktionen bedroht oder bereits gestört sind, können jederzeit und überall auftreten. Sie bedürfen schneller und qualifizierter medizinischer Hilfe. Durch systematisches Vorgehen und gezielten Einsatz der zur Verfügung stehenden Mittel ist die vitale Gefährdung vom Patienten abzuwenden und Komplikationen vorzubeugen. Dies ist das Ziel der Notfallmedizin.

Das vorliegende Buch kann und will nicht die Grundlagen und Techniken der Erstversorgung vermitteln. Diese Aufgabe wird von den viel umfangreicheren Lehrbüchern sowie den Aus- und Fortbildungsveranstaltungen wahrgenommen. Unter bewußter Vernachlässigung seltener Situationen wird hier, in gedrängter Form, das schematisierbare Vorgehen im Bereich der außerklinischen Notfallmedizin bei den häufigsten Notfallsituationen dargestellt. Es wird die Darstellung differentialdiagnostischer Erwägungen zugunsten vorrangig wichtiger Maßnahmen zur Sicherung der Vitalfunktionen zurückgestellt. Form und Umfang des Bandes wurden so gewählt, daß er vom Personal im Rettungsdienst stets mitgeführt werden kann und bei Bedarf unmittelbar zur schnellen Information zur Verfügung steht. Es wurde bewußt Raum für eigene Anmerkungen und Eintragungen gelassen, um Möglichkeiten zu haben, dieses Buch auf die eigenen Bedürfnisse und die regionalen Gegebenheiten abzustimmen.

Wenn sich das Buch auch vor allem an den Rettungssanitäter wendet, so werden doch auch die notärztlichen Maßnahmen angeführt, um eine kontinuierliche Behandlung sicherzustellen.

Für kritische Hinweise und Anregungen sind wir jederzeit dankbar. Unser besonderer Dank gilt Herrn Gerd Steigert für die Ausführung der Graphiken sowie Herrn H. Güttler für seine Hilfe bei der Überarbeitung des Manuskriptes.

Wir danken dem Verlag für die gute Zusammenarbeit, die eine zeitgerechte Publikation ermöglichte.

Ulm, August 1983   Die Autoren

ANMERKUNG ZUR 7., ÜBERARBEITETEN UND ERWEITERTEN AUFLAGE

Als wir vor zehn Jahren das Notfall-Taschenbuch für den Rettungsdienst erarbeiteten, haben wir kaum auf eine so breite Akzeptanz hoffen dürfen. Wir danken unseren Lesern für das unserem Buch entgegengebrachte Vertrauen und hoffen, daß wir der ursprünglichen Intention entsprechend ein praxisgerechtes Hilfsmittel liefern konnten, das allen Mitarbeitern im Rettungs- und Notarztdienst im Alltag und bei besonderen Situationen zur Seite stehen kann.

Die Notwendigkeit einer Neuauflage gab uns Gelegenheit, eine Reihe von Verbesserungen und Ergänzungen in das Buch einzufügen. Sie sollen den Gebrauchswert erhöhen und das Buch zum ständigen Begleiter prädisponieren.

Die aktuelle Publikation neuer, international abgestimmter Richtlinien zum praktischen Vorgehen in typischen Situationen fand genauso ihren Niederschlag wie die Einführung neuer Medikamente und modifizierter Behandlungsgrundsätze. Entsprechend der fortschreitenden Standardisierung der Behandlung haben wir Algorithmen mit Empfehlungen zum Vorgehen bei den häufigsten Notfallkonstellationen neu angefügt.

Wir haben uns bemüht, in übersichtlicher Form nur das aufzuführen, was unter Notfallbedingungen vorrangig wichtig und erforderlich ist und bitten weiterhin um Kritik und Verbesserungsvorschläge.

Ulm, August 1993   Die Autoren

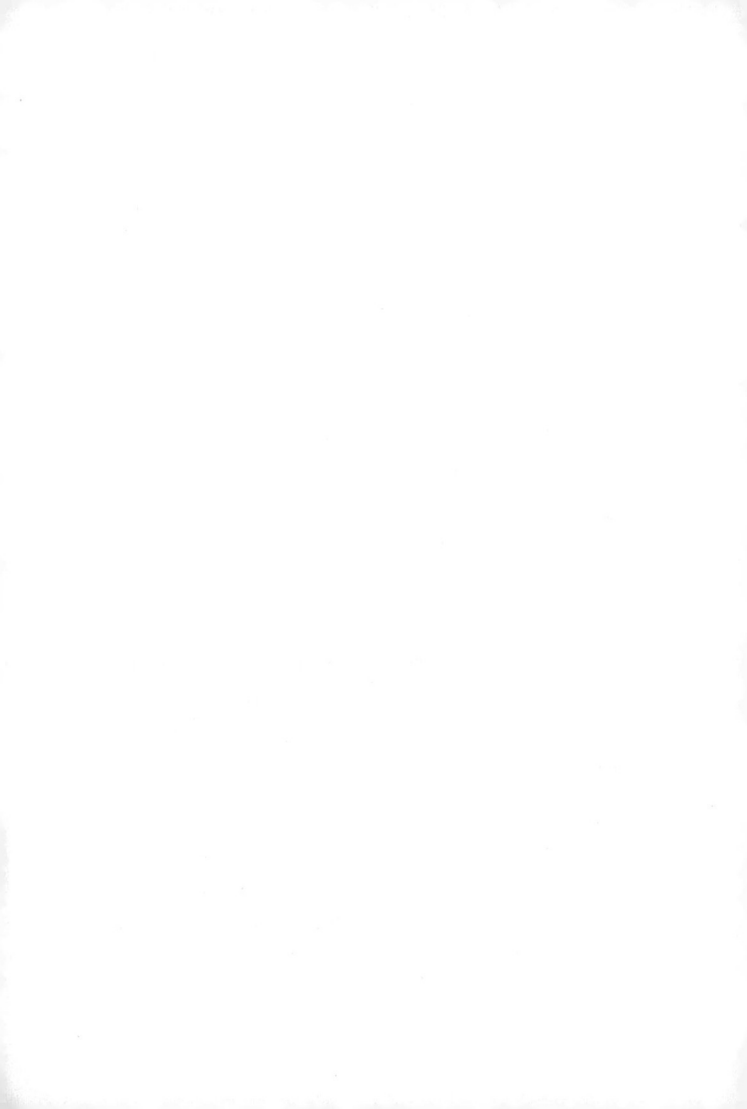

INHALTSVERZEICHNIS

		Seite:
	● Grundlagen des Rettungsdienstes	11
	● Einsatzbewertung	12
	● Der Notfallpatient	13
I Notfall-diagnostik	● Ersteruntersuchung	14
	● Erweiterte Diagnostik	15 - 18
II Allgemeine Maßnahmen	● Grundsätze der Rettung	19
	● Indikation Notarzt; Sekundärtransport	20
	● Lagerungen	21 - 24
	● Maßnahmen bei Atemstörungen	25 - 29
	● Maßnahmen bei Herz-Kreislaufstörungen	30 - 32
	● Kardiopulmonale Reanimation	33 - 37
	● Maßnahmen bei Traumen	38 - 39
	● Narkoseeinleitung	40
	● Maßnahmen bei Vergiftungen	41 - 43
	● Gegengifte	44 - 45
	● Psychologisches Verhalten	47 - 48
III Spezielle Notfälle	● Bewußtsein	49 - 64
	● Atmung	65 - 72
	● Herz-Kreislauf	73 - 106
	● Wasser-Elektrolyt-Haushalt	107 - 112
	● Säure-Basen-Haushalt	113 - 116
	● Chirurgie	117 - 144
	● Gynäkologie	145 - 162
	● Pädiatrie	163 - 172
	● Vergiftungen	173 - 202
	● Hitze-Kälte-Schäden	203 - 222
	● Sonstige Notfälle	223 - 230
IV Notfall-medikamente	● Alphabetisch geordnet	231 - 264
V Sonstiges	● Todesfeststellung	265 - 266
	● Hubschraubereinsatz	267
	● Gefährliche Güter	268 - 269
	● Großschadensereignisse	270 - 272
	● Einsatzkiste: Großunfall	273
	● Notfallkoffer	274
	● Gegengiftpaket	275
	● Fremdsprachentabellen	276
	● Literaturangaben	278
	● Stichwortverzeichnis	279 - 283
	● Rufnamen, Buchstabiertafel	284
	● Informationszentren	285
	● Strahlenschutzzentren, Druckkammern	286
	● Funkfrequenzen	287
	● Telefonverzeichnis	288
	● Dosierungsrichtlinien	289 - 291
	● Algorithmen	Klappseiten

GRUNDLAGEN DES RETTUNGS- UND NOTARZTDIENSTES

Vorrangige Aufgabe des Rettungsdienstes ist die **Erstversorgung** von Notfallpatienten vor Ort, die Erzielung der **Transportfähigkeit** und die sachgerechte **Betreuung** während der Fahrt in ein geeignetes Krankenhaus. Daneben gehört auch die Beförderung Kranker, Verletzter oder hilfsbedürftiger Personen, die keine Notfallpatienten im engeren Sinne sind, zu den Aufgaben. Gesetzliche Grundlage dieser Funktionen sind die Rettungs- und Feuerwehrgesetze der Länder. Hier ist festgelegt, in welchem Rahmen die Aufgaben an die Feuerwehren bzw. die Hilfsorganisationen delegiert werden. Für die Ausstattung der Rettungsmittel existieren Empfehlungen (KTW/RTW DIN 75080, NEF DIN 75079, RTH DIN 13230, Notfall-Arztkoffer DIN 13232/13233), die entsprechend den Fortschritten der Medizin (-technik) regelmäßig überarbeitet werden.

Die Ausbildung des Personals im Rettungsdienst gliedert sich in die Stufe des **Rettungshelfers** (260 Stunden), die **Rettungssanitäters** (sog. 520-Stunden-Ausbildung) und seit 1989 in die Stufe des **Rettungsassistenten** (zweijährige Ausbildung). Letztere besteht aus : 200 Std. allgemeiner medizinischer Ausbildung, 200 Std. allgemeiner Notfallmedizin, 170 Std. spezieller Notfallmedizin, 140 Std. Organisation und Einsatztaktik, 60 Std. Berufs-, Gesetzes- und Staatsbürgerkunde sowie 10 Std. Einführung in die Ausbildung im Krankenhaus. Diesem im ersten Jahr zu absolvierenden Pensum folgen 1200 Stunden praktischer Tätigkeit im Krankenhaus und anschließend 1600 Stunden praktischer Tätigkeit im Rettungsdienst. Die Aufgabe des Rettungsassistenten und Rettungssanitäters besteht vor allem in der Unterstützung des Notarztes bei der Durchführung ärztlicher Maßnahmen. Daneben steht die selbständige Tätigkeit ggf. in der Überbrückung der Phase bis zum Eintreffen des Arztes. Auch die Arbeit in der Leitstelle ist Bestandteil des Berufsbildes.

In den meisten Bundesländern wird für die Tätigkeit des Arztes im Rettungsdienst eine besondere Qualifikation (**Fachkunde**) benötigt, die z.B. in Baden-Württemberg aus der Teilnahme an entsprechenden Kursen (Theorie, Praxis) und mind. zehn Einsätzen unter Anleitung eines erfahrenen Notarztes besteht und frühestens ein Jahr nach der Approbation absolviert werden kann.

Für die notfallmedizinische Versorgung sind eine Reihe von Gesetzen und Vorschriften **erheblich**. Erwähnt sei hier nur der § 323 c des Strafgesetzbuches, der die **Verpflichtung zur Hilfeleistung** in Notfällen »soweit sie zumutbar ist« regelt und naturgemäß besondere Anforderungen an alle Mitarbeiter im Rettungs- und Notarztdienst richtet. Dabei erfüllt jeder Eingriff primär den Tatbestand der Körperverletzung und bedarf der (mutmaßlichen) **Einwilligung** des Patienten. Häufiger wird es sich bei der Behandlung vor Ort um eine »Geschäftsführung ohne Auftrag« handeln, die besonders der objektiv begründeten Rechtfertigung bedarf. Grundsätzlich unterliegen alle am Notfallort Tätigen der ärztlichen **Schweigepflicht**. Auch andere straf- und zivilrechtliche Bestimmungen sind von allen hier eingebundenen Berufsgruppen zu beachten und verlangen nicht nur vom Arzt ein »den Regeln der Kunst« entsprechendes Vorgehen und die notwendige Sorgfalt.

Verweigert ein Patient die Behandlung, ist zu entscheiden, ob dies respektiert werden muß (volle Geschäftsfähigkeit) oder ob wegen **Selbst- oder Fremdgefährdung** eine **Einweisung** in eine (psychiatrische) Klinik erfolgen muß. Während im ersten Fall die schriftliche Fixierung (mit Unterschrift, vor Zeugen) ausreicht, ist im zweiten Fall ein entsprechendes Attest (Zwangseinweisung) auszustellen und die Polizei hinzuzuziehen. Grundsätzlich ist bei allen Notfallpatienten stets auf die Wahrung der persönlichen Sphäre, z. B. gegenüber der Polizei, zu achten (**Schweigepflicht**).

EINSATZBEWERTUNG

(modifiziertes NACA-Schema)

I Verletzungen und Erkrankungen geringfügiger Art, die keiner akuten ärztlichen Therapie bedürfen.
z. B.:
Prellungen, Schürfungen, Stauchungen, Verrenkungen, Orthostase, flüchtige Hypotonie.

II Verletzungen und Erkrankungen, die zwar einer weiteren Abklärung bzw. Behandlung, aber in der Regel keines stationären Krankenhausaufenthaltes bedürfen.
z. B.:
Finger-, Zehen-, Nasenbein-, einfache Rippenfrakturen, Hyperventilationstetanie, einfache Kolik, komplikationsloser Asthmaanfall.

III Verletzungen und Erkrankungen, die in der Regel einer stationären Abklärung bzw. Behandlung bedürfen, bei denen jedoch keine akute Lebensgefahr zu erwarten ist.
z. B.:
Einzelne, ggf. offene Frakturen, größere Weichteil- und/oder Nerven-Gefäßverletzungen, einfache Herzrhythmusstörungen, zerebraler Krampfanfall, akute Psychosen.

IV Verletzungen und Erkrankungen, ohne akute Lebensgefahr, die aber eine kurzfristig sich entwickelnde Vitalbedrohung nicht ausschließen lassen.
z. B.:
Schädel-Hirn-Trauma (über 15 min. bewußtlos), Brustkorb-, Bauchverletzung, Herzinfarkt, ausgeprägte Herzrhythmusstörungen, Intoxikationen (bewußtlos), Schlaganfall.

V Verletzungen und Erkrankungen mit akuter Lebensgefahr, die ohne baldige Behandlung wahrscheinlich tödlich enden (Reanimationsbereitschaft).
z. B.:
Wirbelfrakturen (mit neurologischen Ausfällen), offenes und/oder ausgeprägtes Thorax-Abdominaltrauma, Herzinfarkt mit Rhythmusstörungen, Magen-Darm-Blutung, Koma, Embolie.

VI Verletzungen und Erkrankungen, die sofortige Wiederbelebungsmaßnahmen notwendig machen (erfolgreiche Reanimation).
z. B.:
Polytraumatisierte, schwer Schockierte, Atemstillstand, Kreislaufstillstand.

VII Verletzungen und Erkrankungen, die unmittelbar zum Tode geführt haben (erfolglose Reanimation).

NOTFALLPATIENT

Definition: Patient, bei dem eine Störung der Vitalfunktionen – **Atmung** und **Kreislauf** und/oder der mit ihnen verbundenen Funktionssysteme **Bewußtsein** und **inneres Milieu** – droht, sich entwickelt oder bereits eingetreten ist.

Ursachen akuter Störungen der Vitalfunktionen sind
a) **eingeschränkte Funktionsbedingungen,** z.B. vermindertes Sauerstoffangebot, Blutvolumenverluste
oder
b) **eingeschränkte Funktionsfähigkeit,** z.B. Herzinsuffizienz, gestörte Durchblutung.

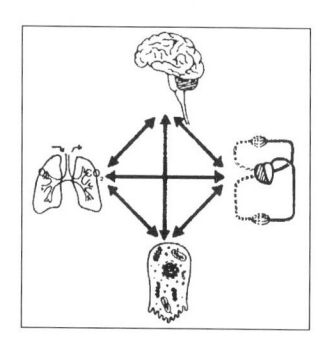

Ziel der Maßnahmen:
- Wiederherstellung bzw. Aufrechterhaltung der **Vitalfunktionen**
- Schmerzbekämpfung und Beruhigung
- Verhinderung von Komplikationen
- Erzielung der Transportfähigkeit
- kontinuierliche Überwachung, ggf. Behandlung

Rettungskette:

Erste Hilfe
Laien

Erstversorgung
RS/NA

Transport
RS/NA

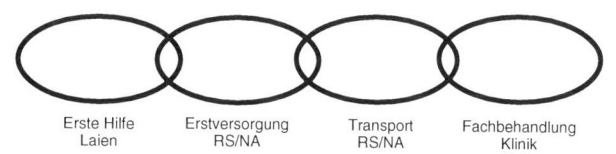

Fachbehandlung
Klinik

Nur wenn die Glieder der Rettungskette nahtlos ineinandergreifen, ist die optimale Hilfe für den Patienten zu gewährleisten.

ERSTUNTERSUCHUNG

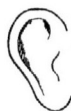

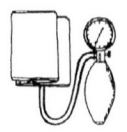

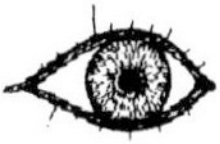

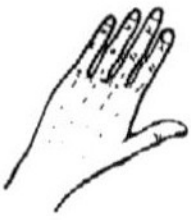

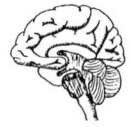

Bewußtsein:	Reaktion auf Ansprache/ Berührung	● normal ● Störung ● Bewußtlosigkeit
Atmung:	Atembewegungen, Atemstoß, Zyanose	● normal ● Störung ● Atemstillstand
Kreislauf:	Puls, Blutdruck, Schockzeichen	● normal ● Störung ● Kreislaufstillstand
Verletzungen:	Äußere, innere	● keine ● möglich ● offensichtlich

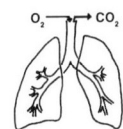

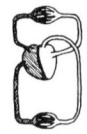

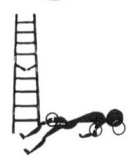

Merke: ● Stets Informationen über die aktuelle Medikation (Medikamenteneinnahmeplan – Medikamentenpackungen) mitnehmen.

Auf der Grundlage dieser Befunde ist die **Erstbehandlung** einzuleiten:

- **Rettung** s. S. 19
- **Lagerung** s. S. 21
- **Atemstörung, -stillstand** s. S. 25
- **Kreislaufstörung, - stillstand** s. S. 30
- **Verletzung** s. S. 38

Sind die Vitalfunktionen sichergestellt, erfolgt eine

ERWEITERTE DIAGNOSTIK:

- *Vorgeschichte:* Erkrankungen, Operationen, Medikamente, Allergien, evtl. Schwangerschaft
- *unmittelbarer Verlauf:* (Haupt-)Beschwerden, Schmerzen, Angaben von Anwesenden, sonstige Umstände
- *körperliche Untersuchung:* allgemein, gezielt

Bewußtsein – Hirnfunktion:

Reaktion auf Ansprache/ Berührung
- normal
- verlangsamt
- vermindert
- fehlt

Reaktion auf Schmerzreize (dosieren)
- gezielt
- ungezielt
- Beuge-Streckkrämpfe
- fehlt

Krämpfe
- keine
- seitenbetont
- generalisiert

Reflexe (z. B. Pupille)
- normal
- seitenungleich
- gestört
- fehlen

Lähmungen
- keine
- einseitig
- beidseitig
- Para-Tetraplegie

Glasgow-Coma-Scale S. 50
- Augen öffnen
- Worte
- Bewegungen

Atmung:

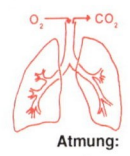

Atembewegungen
- *normal* – regelmäßig
- *beschleunigt* – Gasaustauschstörung (Lunge)
- *vertieft* – Azidoseatmung (Coma diabeticum)
- *invers* – Atemwegsverlegung (»Schaukeln«)
- *paradox* – Rippenserienfraktur, instabiler Thorax
- *unregelmäßig* – zentrale Atemstörung
- *abgeschwächt* – Totraumatmung
- *Schnappatmung* – Atemstillstand

Haut-/Schleimhautaussehen
- *normal* – rosig
- *blau* – Zyanose, O_2-Mangel, peripher-zentral
- *blaß* – evtl. zusätzliche Kreislaufstörung und/oder Blutverlust

Auswurf:
- *normal* – wenig, dünnflüssig, hell
- *blutig* – Thoraxtrauma, Tumor, Infektion
- *schaumig, hellrot* – Lungenödem
- *zähflüssig, glasig* – Asthma bronchiale
- *dickflüssig, verfärbt* – Infektion

Atemstoß
- *normal* – warme Ausatemluft aus Mund und Nase
- *vermindert* – flache Atmung
- *fehlt* – Atemwegsverlegung bzw. Atemstillstand

Atemgeräusche
- *normal* – leises Strömungsgeräusch
- *spastisch* – gepreßt, pfeifend (z. B. Asthma)
- *feines Rasseln* – leise (z. B. Lungenödem)
- *grobes Rasseln* – Schleim, Erbrochenes in Rachen und Trachea
- *schnarchend* – Atemwegsverlegung
- *ziehend-pfeifend* – bei der Einatmung (Kehlkopfenge)
- *völliges Fehlen* – Atemstillstand

Pulsoximetrie
- *normal* - O_2-Sättigung über 90 %

Merke: Spezielle Situation: Patient mit Tracheostoma (s. S. 25)

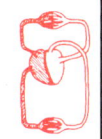

Herz-Kreislauf:

Haut-/Schleimhautaussehen
- *normal* – rosig, warm
- *blau* – Zyanose
- *blaß* – Durchblutungsstörung
- *kaltschweißig* – Schock
- *warm* – Fieber

Hautturgor
- *normal* – glatt, spannungslos
- *Ödeme* – Herzinsuffizienz, Überwässerung
- *stehende Hautfalten* – Flüssigkeitsmangel

Puls
- *normal* – regelmäßig, gut tastbar, um 70/min
- *beschleunigt* – Fieber, Anstrengung
- *schlecht tastbar* – Schock
- *fehlend* – peripher: Zentralisation
  – zentral: Kreislaufstillstand
- *unregelmäßig* – Schädigung des Herzens

Blutdruckmessung
- *palpatorisch* – orientierend
- *mit Stethoskop* – genau

EKG
- *Frequenzbestimmung*
- *Rhythmusüberprüfung*
- *Infarktzeichen*
- *Differentialdiagnostik*
  – Kammerflimmern ◄──► Asystolie
  – Vorhof- ◄──► Kammertachykardie
  – Vorhof- ◄──► Kammerextrasystolie

Merke: Eine korrekte Pulskontrolle muß folgende drei Fragen beantworten:
- *Frequenz* – z. B. 70 pro Min.
- *Tastbarkeit* – z. B. gut tuhlbar
- *Rhythmus* – z. B. regelmäßig

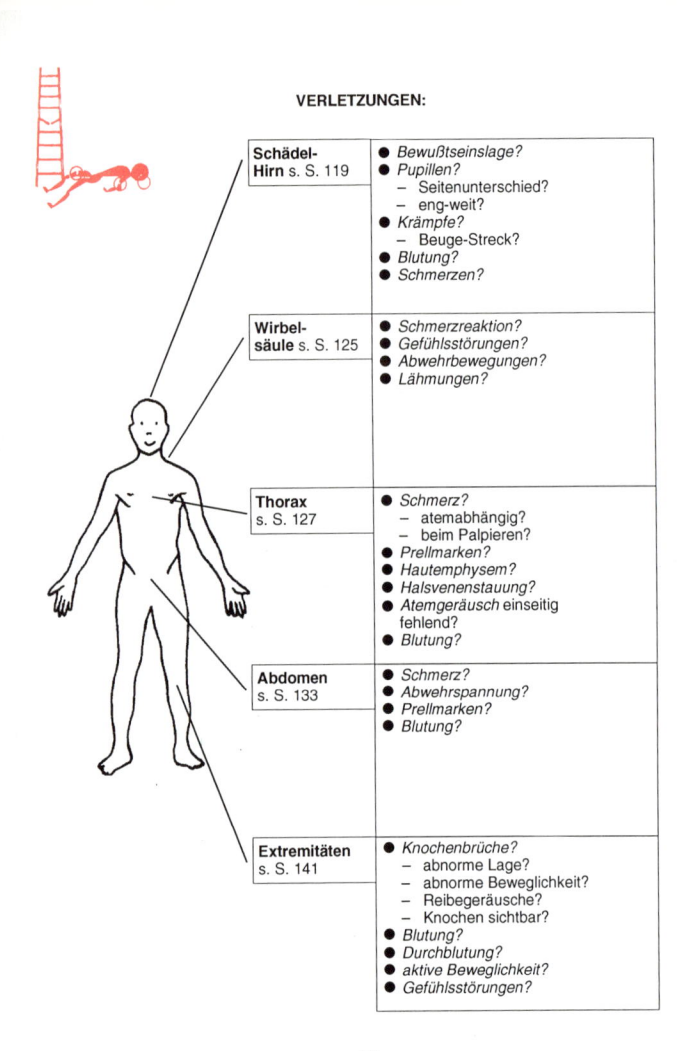

VERLETZUNGEN:

Schädel-Hirn s. S. 119	● *Bewußtseinslage?*
	● *Pupillen?*
	  – *Seitenunterschied?*
	  – *eng-weit?*
	● *Krämpfe?*
	  – *Beuge-Streck?*
	● *Blutung?*
	● *Schmerzen?*

Wirbel-säule s. S. 125	● *Schmerzreaktion?* ● *Gefühlsstörungen?* ● *Abwehrbewegungen?* ● *Lähmungen?*

Thorax s. S. 127	● *Schmerz?*
	  – *atemabhängig?*
	  – *beim Palpieren?*
	● *Prellmarken?*
	● *Hautemphysem?*
	● *Halsvenenstauung?*
	● *Atemgeräusch einseitig fehlend?*
	● *Blutung?*

Abdomen s. S. 133	● *Schmerz?* ● *Abwehrspannung?* ● *Prellmarken?* ● *Blutung?*

Extremitäten s. S. 141	● *Knochenbrüche?*
	  – *abnorme Lage?*
	  – *abnorme Beweglichkeit?*
	  – *Reibegeräusche?*
	  – *Knochen sichtbar?*
	● *Blutung?*
	● *Durchblutung?*
	● *aktive Beweglichkeit?*
	● *Gefühlsstörungen?*

GRUNDSÄTZE DER RETTUNG

Retten: Befreien von Menschen (oder Tieren) aus Lebensgefahr, z. B. mit Rautekgriff. (Vorsicht bei Halswirbelsäulenverletzung!)

Bei Verkehrsunfällen:
- Rauchverbot
- Unfallstelle absichern
- Zündung ausschalten
- Evtl. Alarmierung von Feuerwehr/THW
- Bei eingeklemmten Personen: Feuerlöscher bereitstellen
- Gefahrguttransport?

Bei Motoradunfällen:
- Sofortige Helmabnahme
- Anlegen einer exakt passenden Halsmanschette (Abmessen)
- Schonende Umlagerung (Schaufeltrage)
- Lagerung auf Vakuummatratze

Bei gasverseuchten Räumen:
- Eigengefährdung nicht unterschätzen
- Rauchverbot
- Keine Lichtschalter betätigen (Funkenbildung)
- Feuerwehr/Atemschutz
  - Umluftabhängiger ("leichter") Atemschutz mit Filtern bei ätzenden Chemikalien in niedriger Konzentration
  - Umluftunabhängiger ("schwerer") Atemschutz mit Preßluft bei Blut- und Zellgiften (CO, Zyaniden) und Chemikalien in hoher Konzentration (über 0,5 %)
- Räume belüften

Bei Stromunfällen: → STROMKREIS UNTERBRECHEN

Niederspannungsunfall (unter 1000 Volt)
- Gerät abschalten
- Netzstecker herausziehen   } RS/RA
- Sicherung entfernen
- Isolierender Standort

Hochspannungsunfälle (über 1000 Volt)
- Freischalten
- Vor Wiedereinschalten sichern
- Spannungsfreiheit feststellen   } Nur durch VDE-Fachmann (Feuerwehr)
- Erden und Kurzschließen
- Unter Spannung stehende Teile abschirmen

Nachalarmierung der Feuerwehr:
- Eingeklemmte Person
- Brandgefahr
- Gasverseuchte Räume
- Einsturzgefahr
- Gefahrguttransport

Nachalarmierung der Polizei:
- Verkehrsunfall mit Verletzten, Toten
- (Verdacht auf) kriminelles Delikt
- Unklare Todesursache, unbekannte Leiche
- Gefahr im Verzuge
- Wohnungseröffnung

INDIKATION: NOTARZT

s. a. Notfallpatient S. 13

Folgende Situationen stellen eine
primäre (durch Rettungsleitstelle) bzw.
sekundäre (Nachalarmierung durch RS vor Ort)
Indikation für einen **Notarztruf** dar:

- Akute Bewußtseinsstörung, Bewußtlosigkeit, Glasgow-Coma-Scale unter 13
- Krampfanfall; anhaltende, neu aufgetretene Lähmung
- Ausgeprägte Atemstörung: Atemfrequenz unter 10/min bzw. über 25/min
  Pulsoximetrie anhaltend unter 90% bzw. unter 93% trotz O_2-Gabe (4l/min)
- Störung der Herz-Kreislauffunktion: Pulsfrequenz unter 50/min bzw. über 130/min, Blutdruck anhaltend unter 100/70mm Hg bzw. über 160/95 mm Hg mit zusätzlichen Symptomen
- Schwerverletzter oder mehrere Leichtverletzte
- Eingeklemmter, verschütteter, abgestürzter Patient
- Ertrinkungsunfall
- Großflächige Verbrennung, Verätzung, starke Blutung
- Sonstige Situationen, in denen die Entwicklung einer akuten vitalen Gefährdung nicht ausgeschlossen werden kann

Merke:
- Respektieren Sie Ihre Grenzen.
- Gefährden Sie den Patienten nicht durch Selbstüberschätzung, sondern zeigen Sie sich stets verantwortungsbewußt.

SEKUNDÄRTRANSPORT

Indikation:
- Diagnostik, z. B. Computertomographie
- Operation, z. B. Neurochirurgie
- Intensivtherapie, z. B. Verbrennung, Dialyse

Vorbereitung:
- Abklärung der Indikation und Vorinformation des aufnehmenden Krankenhauses
- Vorbereitung des Fahrzeuges (Beatmung, Absaugung, EKG, Infusionen, Medikamente etc.)
- Information über Vorgeschichte und bisherige Behandlung
- Untersuchung des Patienten (Atmung, Herz-Kreislauf-System, spez.)
- Großzügige Indikation zur Intubation, Beatmung, Narkose
- Ausreichende venöse Zugänge (Fixierung)
- Medikamentöse Vorbehandlung (Sedierung, Analgesie etc.)
- Ggf. Magensonde, Blasenkatheter
- Übernahme von schriftlichen Unterlagen, Dokumentation

Durchführung:
- Lagerung
- Sauerstoffgabe, ggf. Beatmung
- Ständige Atem-, Puls-, RR- und EKG-Überwachung
- Infusion, Medikamente
- Pulsoximeter

LAGERUNG BEI BEWUSSTLOSIGKEIT

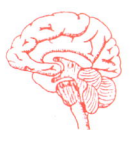

Voraussetzung: Ausreichende Spontanatmung

Stabile Seitenlage

Ziel: Freihalten der Atemwege
Vermeidung von Aspiration

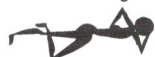

Zusätzlich bei:

Schädel-Hirn-Trauma

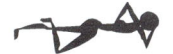

- Kopf nicht abknicken, Mittelstellung, achsengerecht
- stabile Seitenlage
- Lagerung auf die nicht verletzte Seite

Ziel: Verbesserung des venösen Abflusses
Verminderung des Hirndruckes

Volumenmangelschock

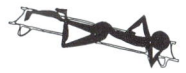

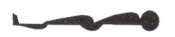

- stabile Seitenlage auf Trage
- Trage 15° – Kopf tief

Ziel: Freihalten der Atemwege
Verbesserter venöser Rückfluß

Thorax-Trauma

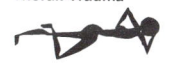

- stabile Seitenlage
- Lagerung auf die verletzte Seite

Ziel: Freihalten der Atemwege
Ruhigstellung, Schmerzlinderung
bessere Belüftung des unverletzten Lungenflügels

Ausnahme:

Wirbelsäulen-Trauma

- Lagerung wie vorgefunden bzw. Umlagerung mit 4 – 5 Helfern
- unter – dosiertem – Zug am Kopf Kopf nicht überstrecken
- Freimachen der Atemwege durch vorsichtiges Anheben des Unterkiefers
- evtl. Intubation
- Halsmanschette
- Flachlagerung auf vorgeformter Vakuummatratze
- ständige Überwachung

Ziel:
- Vermeidung weiterer Schäden
- Ruhigstellung

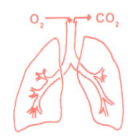

LAGERUNG BEI ATEMSTÖRUNG

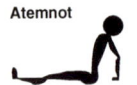

Atemnot

Ziel:
- Erhöhter Oberkörper
- Erleichterung der Atmung durch Einsatz der Atemhilfsmuskulatur

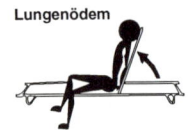

Lungenödem

Ziel:
- Aufrecht sitzend
- Herunterhängende Beine
- Erleichterung der Atmung
- Entlastung des Lungenkreislaufes

Thorax-Trauma

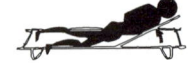

Ziel:
- Oberkörper erhöht
- Möglichst auf verletzte Seite
- Ruhigstellung
- Schmerzlinderung
- Bessere Belüftung des unverletzten Lungenflügels

ABNEHMEN DES SCHUTZHELMES beim Zweiradfahrer

- Grundsätzlich den Schutzhelm -vorsichtig- abnehmen
- Beim *ansprechbaren* Patienten: unter dessen Mithilfe
- Beim *komatösen* Patienten: durch zwei Helfer

Vorgehen:

- Helfer 1 (am Kopf des Patienten):
  - Gleichmäßiger Zug an Helm und Unterkiefer

- Helfer 2 (neben dem Patienten):
  - Öffnet das Visier, ggf. Brille abnehmen
  - Kinnriemen lösen
  - Bringt durch seitliches Umfassen den Kopf unter achsengerechten Zug

- Helfer 1:
  - Zieht den Helm vorsichtig ab
  - Übernimmt den achsengerechten Längszug der Halswirbelsäule

LAGERUNG BEI HERZ-KREISLAUFSTÖRUNG

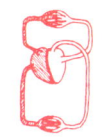

Volumenmangelschock

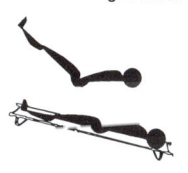

Ziel:
- Erhöhung der Beine
- Kopftieflagerung
  Verbesserung des venösen Rückflusses (Autotransfusion)
  Ausreichende Durchblutung der lebenswichtigen Organe

Kardiogener Schock

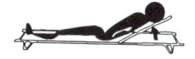

Ziel:
- Oberkörper erhöht
  Verminderung des venösen Rückflusses zum insuffizienten Herzen

Vena-Cava-Kompressions-Syndrom

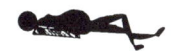

Ziel:
- Linkshalbseitenlagerung
  Schwangerer Uterus kann die untere Hohlvene nicht mehr abdrücken, dadurch unbehinderter venöser Rückfluß aus der unteren Körperhälfte

Akuter peripherer Arterienverschluß

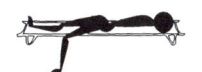

Ziel:
- Betroffene Extremität tieflagern
  Verbesserung des arteriellen Zuflusses (über Kollateralen)

Akuter peripherer Venenverschluß

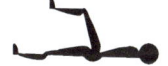

Ziel:
- betroffene Extremität hochlagern
  Erleichterung des venösen Abflusses (über Kollateralen)

Hypertone Krise

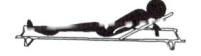

Ziel:
- Oberkörper erhöht
  Verminderung des arteriellen Zuflusses zum Gehirn

LAGERUNG BEI VERLETZUNG

Bei Bewußtlosigkeit: stabile Seitenlage (s. S. 21)

Bei erhaltenem Bewußtsein:

Schädel-Hirn-Trauma

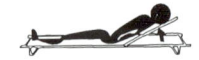

- Oberkörper erhöht
- Kopf in Mittelstellung

Ziel: Herabsetzung der Hirndurchblutung
Verminderung des Hirndruckes

Wirbelsäulen-Trauma

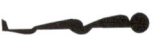

- Lagerung wie vorgefunden
- Halsmanschette
- Umlagern mit 4 – 5 Helfern
- Benutzung der Schaufeltrage
- auf flach vorgeformter Vakuummatratze

Ziel: Ruhigstellung
Vermeidung weiterer Schäden

Thorax-Trauma

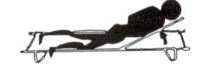

- Oberkörper erhöht
- Möglichst auf verletzte Seite

Ziel: Ruhigstellung
Schmerzlinderung
Bessere Belüftung des unverletzten Lungenflügels

Abdominal-Trauma

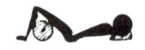

- Rückenlage
- angezogene Beine mit Knierolle
- Kopfpolster

Ziel: Entspannung der Bauchdecke
Schmerzlinderung

Extremitäten-Trauma

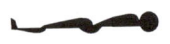

- Ruhigstellung
- Rückenlage
- Vakuummatratze
- ggf. Schocklagerung

Ziel: Blutstillung
Schmerzlinderung
Vermeidung weiterer Schäden

MASSNAHMEN BEI ATEMSTÖRUNGEN

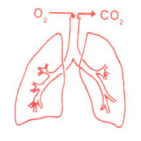

Lagerung:
- Asthma bronchiale
- Lungenödem
- Thorax-Trauma
- Atemstillstand

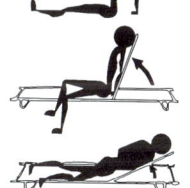

Freimachen der Atemwege:
- Kopf überstrecken
- Ausräumen des Mund-Rachenraumes, z. B. manuell, Kornzange + Tupfer
- Fremdkörper evtl. mit Magillzange entfernen
- Schläge zwischen Schulterblätter (Kopftieflage)
- Brustkorb- und/oder Oberbauchstöße (Heimlich-Handgriff)
- Absaugen (Motorabsaugpumpe, Sauerstoffabsaugung, (Hand-/Fußabsaugpumpe, Babyabsauger)
- (Koniotomie)

Freihalten der Atemwege:
- Stabile Seitenlage
- Rachentubus (Guedel-, Wendl-Tubus)
- Intubation

Sauerstoffzufuhr:
- Nasensonde, Nasenbrille, über Maske (mind. 4 l/min)
- Beatmungsbeutel (mit Reservoir), Kreisteil (bis 100 %)

Beatmung:
- Atemspende
- Beatmungsbeutel (mit Reservoir, 15 l O_2/min)
- Kreisteil
- Notfallrespirator
- PEEP-Beatmung (max. 5 cm H_2O)

Merke:
Bei Patienten mit Tracheostoma (Kanüle)
- Entfernen von Halstuch etc.
- Ggf. Absaugen und/oder (Innen-)Kanüle entfernen
- Ggf. Beatmen: Atemspende (Mund-zu-Stoma) oder nach Intubation des Stomas mit dünnem Tubus (z.B. Ch 28)

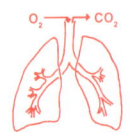

Absaugen: Einführtiefe des Katheters bei
- Absaugen über Mund → Länge vom Ohrläppchen bis zum Mundwinkel
- Absaugen über Nase → Länge vom Ohrläppchen bis zur Nasenspitze

Wichtig: Ohne Sog einführen.

Merke: Vor der Beatmung muß der Rachenraum freigemacht werden.
- Sonst Aspirationsgefahr!

Beatmung: *RICHTWERTE: Atemzugvolumen: 10 ml/kg KG!*

	Frequenz/min.	Atemzugvolumen
Früh- und Neugeborenes	40 – 50	20 – 35 ml
Kind 5 Jahre	20 – 25	150 – 200 ml
Kind 10 Jahre	16 – 20	300 – 400 ml
Jugendliche	14 – 16	300 – 500 ml
Erwachsene	10 – 14	500 - 1000 ml

HYPERVENTILATION: Erhöhung von Frequenz und Atemzugvolumen um 20 – 30 %

Gefahren Atemspende/Maskenbeatmung:
- Zu hoher Beatmungsdruck
- Aufblähung des Magens
- Auslösung von Erbrechen
- Aspiration
- Zerreißung der Lunge (bei Neugeborenen)
- Ungenügendes Atemvolumen

PEEP-Beatmung: (max. 5 cm Wassersäule) bei:
- Lungenödem
- Thorax-Trauma
- Ertrinken
- Aspiration
- O_2-Mangel
- CO-/Reizgasvergiftung

Merke: PEEP-Beatmung nur bei intubierten Patienten!

Vorsicht: Bei Volumenmangelzuständen (Behinderung des venösen Rückflusses durch den erhöhten Druck im Brustkorb) ist der ausreichende Volumenersatz und die Sicherstellung adäquater Kreislaufverhältnisse vorrangig.

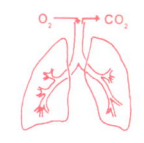

Intubation:

Indikation:
- Atemstillstand
- Aspirationsgefahr, z.B. bei Verletzungen des Gesichtsschädels, Schädel-Hirn-Trauma, Koma ohne Schutzreflexe
- Ateminsuffizienz mit Schwierigkeiten der Beatmung, z.B. Thoraxtrauma

Zubehör:
- Laryngoskop + Spatel ⎫
- Endotrachealtubus   ⎬ Notintubation
- Blockerspritze   ⎪
- Blockerklemme   ⎭

- Beatmungsbeutel
- Stethoskop
- Guedel-Tubus
- Fixierpflaster

evtl.
- Silikonspray
- Xylocaingel
- Führungsstab
- Magill-Zange
- Suction-Booster

Merke:
- Patient *zuerst* mit Sauerstoff versorgen (Maskenbeatmung), lagern (Kopfpolster) und dann in Ruhe unter den bestmöglichen Bedingungen intubieren.

- Erleichterung der Intubation durch Druck auf den Kehlkopf (Sellick-Handgriff)

Vorsicht: Bei Patienten mit Thoraxtrauma (Rippenfrakturen, Pleuraverletzung) muß unter Überdruckbeatmung mit der Entwicklung eines Spannungspneumothorax gerechnet werden.

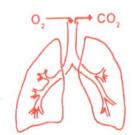

Endotracheal-Tuben

Magill-Tuben:
Oxford-Tuben:

RICHTWERTE:

	Innendurchmesser: in mm	Außendurchmesser in Ch
Frühgeborene	2,5	12
Neugeborene	3,0	14
6 Monate alt	3,5	16
12 Monate alt	4,0	18

(Klein-)Kinder: Alter + 18 = Tubusgröße in Ch

● Anhaltspunkt für die Auswahl des geeigneten Tubus bei Kindern: Durchmesser des kleinen Fingers bzw. des Nasenloches

Merke:

Bis 10 Jahre ⟶ NICHT BLOCKEN!
(Gefahr der Schleimhautschädigung)

Frauen	7,0	30
	7,5	32
	8,0	34
Männer	8,5	36
	9,0	38

UMRECHNUNGSFORMEL (Gummituben):

$(Ch - 2) : 4$ = mm-Größe bzw.
$(mm \times 4) + 2$ = Ch-Größe

Merke:

Blockung des Tubus individuell durchführen. Langsam blocken, bis der erforderliche Atemdruck gehalten wird (Glucksen bei der Beatmung verschwindet).

Grundsätzlich *keine* (primäre) naso-tracheale Intubation unter Notfallbedingungen im Rettungsdienst (langsamer, umständlicher, schwieriger, risikoreicher).

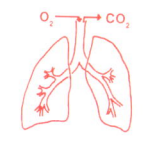

Mund-Rachen-Tuben:

Guedel-Tuben:

RICHTWERTE:

Frühgeborene	Größe 000
Säuglinge	Größe 00
Kleinkinder	Größe 0
Kinder	Größe 1
Jugendliche	Größe 2
Erwachsene (Frau)	Größe 3
Erwachsene (Mann)	Größe 4
Erwachsene groß	Größe 5

Gefahren:
- Reizung der Rachenhinterwand
- Auslösung von Erbrechen
- Verlegung der Atemwege durch falsch gewählte Tubusgröße

Nasen-Rachen-Tuben:

Wendl-Tuben:

RICHTWERTE:

Kinder	Größe 20 – 24
Jugendliche	Größe 26
Erwachsene (Frau)	Größe 28
Erwachsene (Mann)	Größe 30
Erwachsene groß	Größe 32

Vorteil:
- Kaum Reizung im Rachen
- wird vom (wachen) Patienten besser toleriert

Gefahr:
- Verletzung der Nasenschleimhaut, Blutung

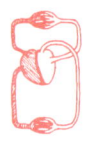

MASSNAHMEN BEI HERZ-KREISLAUFSTÖRUNGEN

Lagerung:

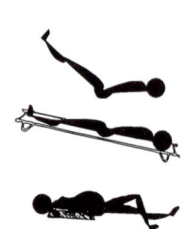

- Volumenmangel

- Vena-Cava-Syndrom

- Linksherzinsuffizienz
- Kardiogener Schock

- Kreislaufstillstand

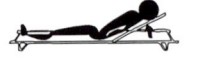

Blutstillung:
- Hochhalten der Extremität
- Abdrücken der zuführenden Arterie
- Aufpressen von sterilen Tupfern
- Druckverband
- Abbinden (nur in extremen Ausnahmesituationen)

Unblutiger Aderlaß: *Beim Lungenödem:*
- an allen Extremitäten Druckmanschetten anlegen
- 3 Manschetten stauen, so daß Pulse noch tastbar bleiben
- alle 10 Minuten im Uhrzeigersinn wechseln

Punktion peripherer Venen:
- bei jedem Notfallpatienten
- zur Schonung rumpfnaher Venen möglichst herzfern
- Venen des Handrückens, ggf. des Unterarmes (oder der Ellenbeuge)
- Vena jugularis externa (Notarzt)

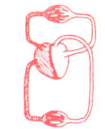

Zubehör:
- Venenverweilkanüle (z.B. Viggo®, Braunüle®)
- Desinfektionsspray
- Tupfer
- Venenstauer, z.B. Blutdruckmanschette
- Fixierpflaster
- Vorbereitete Infusion

Merke: Jeder Rettungsassistent muß die Punktion peripherer Venen beherrschen.

Punktion zentraler Venen:
- wenn kein peripherer Zugang möglich ist, z. B. im Volumenmangelschock
- evtl. bei der Reanimation

Vorsicht: bei Patienten mit Herzschrittmacher

Zugangswege:
- Vena subclavia
- Vena jugularis interna
- Vena jugularis externa
- Vena basilica
- ausnahmsweise Vena femoralis

(jeweils auf der rechten Körperseite günstiger)

Zubehör:
- Hohlvenenkatheter
- 10-ml-Spritze mit NaCl 0,9 %
- Desinfektionsspray
- sterile Handschuhe
- sterile Kompressen
- Pflaster
- Vorbereitete Infusion

Merke: Die Punktion zentraler Venen ist eine rein ärztliche Maßnahme!

Infusionstherapie:
- *Elektrolytfreie Lösungen:* z.B. Glucose 5 % (Trägerlösung, Wasserersatz)
- *Vollelektrolytlösungen:* z.B. Ringer-Laktat (Ersatz von Wasser und Elektrolyten, Trägerlösung, Volumenersatz)
- *Volumenersatzmittel:* z.B. HÄS 200 (Kolloidaler Volumenersatz)
- *Korrigierende Lösungen:* z.B. Natriumbicarbonat – $NaHCO_3$ 8,4 % (Azidosepufferung)

s. Notfallmedikamente: S. 256, 250, 252

Merke: Dextran 60 – 6 %. Beim Erwachsenen: Maximal 1000 – 1500 ml infundieren: Gerinnungsstörungen!

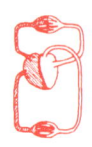

Präkordialer Faustschlag:	- nur bei beobachtetem Kreislaufstillstand (Monitor)
- innerhalb der ersten Minute
- Schlag aus 20 – 30 cm auf die Mitte des Brustbeines
- gleichzeitige Pulstastung
- nicht bei durch Sauerstoffmangel verursachtem Kreislaufstillstand und bei Kindern
- bei Mißerfolg unverzüglich mit der Reanimation beginnen
Defibrillation:	- bei Kammerflattern/Kammerflimmern
- Elektroden mit ausreichend Gel versehen
- in der Herzachse aufsetzen
- Energie bei Erwachsenen 200 – 300 – 360 Joule
- Gerät laden
- Energie abgeben
- Sicherheitsvorschriften beachten
- ggf. Einsatz von Suprarenin*, Xylocain*, Kalium
Kardioversion:	- bei Tachykardie mit instabilem Kreislauf
- Synchronisation einschalten
- Vorgehen ansonsten wie bei Defibrillation
- Energie bei Erwachsenen 100 - 200 - 300 - 360 Joule
- ggf. Sedierung, Analgesie, Kurznarkose
Schrittmacher:	*Externer Schrittmacher:*
- Oesophaguselektrode
- Transthorakale Stimulation

Interner Schrittmacher:
- Transvenös über Katheter, welcher durch die Vena jugularis oder Vena subclavia und die obere Hohlvene in der rechten Herzkammer plaziert wird.

Typen:
- mit konstanter Frequenz stimulierend (z.B. 72/min.)
- bei Bedarf (Bradykardie) zuschaltend (Demandschrittmacher)
- Vorhof- bzw. Kammer- (gesteuerter) Schrittmacher |

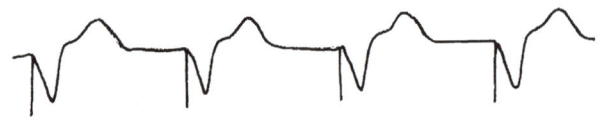

Merke: Weitere Informationen dem Schrittmacherpaß entnehmen (mit in die Klinik bringen).

KARDIOPULMONALE REANIMATION

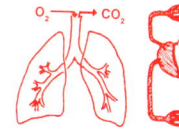

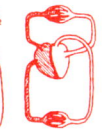

- Bewußtlosigkeit
- keine Atembewegungen
- Blauverfärbung der Haut, besonders an Lippen und Ohrläppchen sichtbar (evtl. Blässe)

Maßnahmen: ⟶ Lagerung auf harter Unterlage
Freimachen der Atemwege
(Kontrolle Mund-Rachenraum)
(Überstrecken des Kopfes)

- keine Atemgeräusche
- kein Atemstoß

Diagnose: **Atemstillstand**

Maßnahmen: ⟶ 2 mal langsam beatmen, (ca. 5 sek)
Ausatmung nach der ersten Beatmung abwarten

- beidseitig kein Karotispuls fühlbar (je 5 sek)

Diagnose: **Kreislaufstillstand**

Maßnahmen: ⟶ Herzdruckmassage
(Arbeitsfrequenz: 80 – 100/min)

Merke: Bei Beginn der Reanimationsmaßnahmen sollte die Uhrzeit registriert werden.

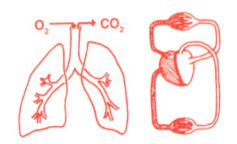

Lagerung:
- Der Patient wird auf dem Rücken, auf harter Unterlage gelagert, zusätzlich die Beine anheben.
- **Atemstillstand** ⟶ 2 x langsam beatmen, Ausatmung nach der ersten Beatmung abwarten (ca. 5 sek)

Einhelfermethode: (15:2)
- Karotispuls fehlt
- **Kreislaufstillstand** ⟶ 15 Herzdruckmassagen (ca. 10 sek)
- 2 x beatmen
- 15 Herzdruckmassagen
- 2 x beatmen
  usw.
- Wirkungskontrolle alle 1 – 2 Minuten

Zweihelfermethode: (5:1)
- Karotispuls fehlt
- **Kreislaufstillstand** ⟶
- Erster Helfer führt die Herzdruckmassage durch
- Zweiter Helfer beatmet nach jeder 5. Kompression in einer Pause von etwa 2 sek
- Wirkungskontrolle alle 1 – 2 Minuten

Wichtig: Die oben genannten Empfehlungen:
Einhelfermethode: 15 Herzdruckmassagen im Wechsel mit 2 Beatmungen und
Zweihelfermethode: 5 Herzdruckmassagen im Wechsel mit 1 Beatmung gelten *ausschließlich* für den *nichtintubierten* Patienten.

Ist der Patient *endotracheal intubiert*, können Beatmung (ca. 12/min) und Herzdruckmassage (80 – 100/min) *unabhängig voneinander* durchgeführt werden.

Merke: Wurde bei einem Patienten im Rahmen der Erstversorgung (über längere Zeit) eine Masken-Beutel-Beatmung bzw. Atemspende durchgeführt, sollte nach Abschluß der vordringlichen Wiederbelebungsmaßnahmen eine Magensonde gelegt werden (hochgedrängtes Zwerchfell bei Magenblähung), um den Magen zu entlasten.

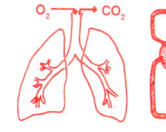

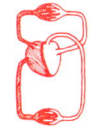

Druckpunkt:
- Neugeborene, Säuglinge — 1-querfingerbreit unterhalb der Verbindungslinie zwischen den Brustwarzen
- Kinder — unteres Drittel des Brustbeines
- Erwachsene — 3-querfingerbreit oberhalb der Schwertfortsatzspitze, in der Mittellinie

Herzdruckmassage (Erwachsene)
- Handballen aufsetzen
- Fingerspitzen abheben
- anderen Handballen auf das Grundgelenk der unteren Hand, Finger abheben
- Schulter über den Druckpunkt bringen
- Arme gestreckt halten
- Kompression (durch Gewichtsverlagerung) senkrecht auf den Druckpunkt, 4 – 5 cm komprimieren
- Druckphase + Entlastungsphase sind gleichlang (1:1)
- bei Entlastung die Handballen nicht vom Druckpunkt abheben

Merke:
Bei Neugeborenen, Säuglingen: Mit zwei Fingern (ca. 120/min)
Bei kleinen Kindern: Mit einer Hand (ca. 100/min)

Wirkungskontrolle:
- Heben des Brustkorbes bei jeder Beatmung
- Tastbarer (Karotis-, Femoralis-) Puls bei jeder Druckmassage
- Rosigwerden der Haut, evtl. Pulsoximetrie
- Engerwerden der Pupillen

Gefahren:
- Rippenfrakturen
- Brustbeinfrakturen
- Pneumo- und/oder Hämatothorax
- Leber- und Milzruptur
- Herzbeuteltamponade
- Erbrechen und Aspiration

Sondersituation:
Beobachteter Kreislaufstillstand
- Patienten husten lassen, solange ansprechbar
- Präkordialer Faustschlag
  Erfolg? ggf. weitere präkordiale Faustschläge
- EKG-Monitorbild
  Kammerflimmern → Defibrillation (200 J)
  Asystolie → Adrenalin (1 mg)

REANIMATION MIT NOTARZT UND HILFSMITTELN

Diagnose: Atemstillstand

                     Kreislaufstillstand

Maßnahmen:

- **Lagerung** → auf harter Unterlage (Beine anheben)
- **Freimachen / Freihalten** → der Atemwege, Fremdkörper entfernen, Kopf überstrecken, Unterkiefer vorziehen
- **Beatmung** → Beatmungsbeutel und -maske, 2 Beatmungen, 100 % Sauerstoff (15 l/min) Reservoir anschließen
- **Herzdruckmassage** → nach jeder 5. Massage: 1 x beatmen (Zweihelfermethode)

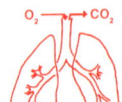

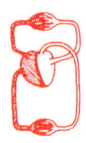

Frühestmögliche EKG-Ableitung!

- **Kammerflimmern** → sofortige Defibrillation
- **Vorbereitung** → von Intubation und venösem Zugang
- **Intubation** → durchführen, Tubus fixieren
- **venöser Zugang** → peripher, evtl. zentral (V. jugularis externa)

Asystolie	Elektromechanische Entkoppelung		Kammerflimmern
⎯⎯⎯⎯⎯⎯⎯	⎯⎯⎯⎯⎯⎯⎯	⎯⋀⋁⋀⋁⋀⎯	⎯⋀⋁⋀⋁⋀⋁⋀⎯

Asystolie / Elektromechanische Entkoppelung

- Suprarenin®

  > 3 mg + 7 ml NaCl 0,9 % in
  > 10-ml-Spritze ergibt 5 ml=1,5 mg

  Dosis: 1,5 mg i.v. oder
  3 mg über Tubus
  Wenn kein Erfolg:
  Nach 3 min.: 3 mg i.v.
  Nach 5 min.: 5 mg i.v.

- Atropin 3 mg i.v.

- Natriumbicarbonat 8,4 %
  Dosis: 1 ml / kg KG, langsam i.v.

- evtl. Schrittmacher

Suprarenin Stechampullen
enthalten 25 mg Adrenalin / 25 ml

Kammerflimmern

- bis 3 Defibrillationen
  200 J - 300 J - 360 J

- Suprarenin®

  > 3 ml + 7 ml NaCl 0,9 % in
  > 10-ml-Spritze ergibt 5 ml=1,5 mg

  Dosis: 1,5 mg
  3 mg über Tubus

- Xylocain 2 %
  100 mg / 5-ml = 20 mg / ml
  Dosis: 1 mg / kg KG

- Suprarenin 1:1000
  Dosis: 1 mg alle 3-5 min.

- evtl. Natrium-Bicarbonat 8,4 %
  Dosis: 1 ml / kg KG langsam i.v.

- dazwischen jeweils Defibrillation
  (360 J)

Nach erfolgreicher Reanimation: ●Katecholamine z.B. Dopamin (10 - 20 µg/ kg KG/min.)

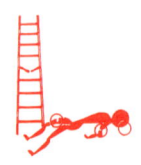

MASSNAHMEN BEI TRAUMATOLOGISCHEN NOTFÄLLEN

Unfallmechanismus: Erfragen, rekonstruieren (ergibt wichtige Hinweise auf mögliche Verletzungen).

Lagerung:
- Schädel-Hirn-Trauma

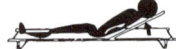

- Wirbelsäulen-Trauma

- Thorax-Trauma

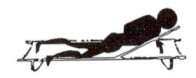

- Abdominal-Trauma

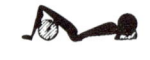

- Extremitäten-Trauma

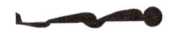

Blutstillung:
- starke Blutungen sofort stillen
- Blutstillung vor Volumenersatz

Sicherung der Atemfunktion:
- s. Maßnahmen bei Atemstörungen S. 25

Sicherung der Herz-Kreislauffunktion:
- s. Maßnahmen bei Herz-Kreislaufstörungen S. 30

Ruhigstellung von Frakturen:
- Kontrolle der peripheren Pulse an der verletzten Extremität
- Kontrolle auf Gefühlsstörungen (Nervenverletzung) an der betroffenen Extremität
- Kontrolle der aktiven Beweglichkeit
- Vorsichtiges Umlagern
- Unter Längszug (achsengerecht) Lagerung
- Reposition bei grober Fehlstellung zur Weichteilentlastung, Verhinderung weiterer Schäden, Schmerzlinderung
- Auf Anweisung des Notarztes sollten: Handgelenk, Ellbogen, Knöchel, evtl. Schulter reponiert werden. Nicht dagegen: Knie und Hüfte.

Merke: Patient muß nüchtern bleiben (Eß-, Trink- und Rauchverbot).

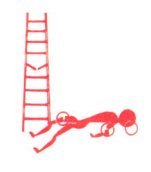

Möglichkeiten der Ruhigstellung:	• Schädelfraktur ⟶	Lagerung
	• Schlüsselbein-, • Schultergürtel-, ⟶ • Oberarmfraktur	Dreiecktücher (3) Vakuummatratze
	• Unterarmfraktur ⟶	Luftkammerschiene (Kammerschiene) Dreiecktücher (2)
	• Rippenfraktur ⟶	Lagerung
	• Beckenfraktur ⟶	Lagerung Vakuummatratze
	• Wirbelfraktur ⟶	Lagerung Vakuummatratze
	• Oberschenkelfraktur ⟶	Vakuummatratze (Kammerschienen)
	• Unterschenkelfraktur ⟶	Luftkammerschiene Vakuummatratze

Ziel:
- Verminderung des Blutverlustes
- Schmerzstillung
- Vermeidung weiterer Schäden

Wärmeerhaltung: • Fahrzeug aufheizen, Türen schließen, Patient abtrocknen, Decken

Merke: Stets die beiden der Fraktur benachbarten Gelenke mit ruhigstellen.
Keine Luftkammerschienen bei offenen Frakturen
(z.B. zur Beurteilung des Blutverlustes)
– Vakuummatratze

Amputations- verletzung:	• Blutstillung ⟶	Hochlagerung des Amputations- stumpfes; Druckverband; ausnahmsweise: Abbindung
	• Amputatversorgung ⟶	Einwickeln in trockenen, sterilen Verbandsmull; Replantatbeutel benutzen, Außenhülle mit Eis- wasser füllen.

Merke: Amputat nicht direkt mit Eiswasser und Kühlakkus in Kontakt kommen lassen (Erfrierungsschäden).

NARKOSEEINLEITUNG

S. a. Intubation S. 27

Bei bewußtseinsklaren, z.B. polytraumatisierten oder eingeklemmten Patienten
(- rein ärztliche Maßnahme -).

Medikamente:

Verfahren A	Verfahren B
● Atropin ● Ketanest® ● Pantolax® ● Valium®	● Atropin ● Trapanal® oder Hypnomidate® ● Pantolax®

Vorgehen: (grob schematisch, bei Erwachsenen)
- sicherer venöser Zugang, Infusion
- Lagerung (soweit möglich) zum Aspirationsschutz
- Sauerstoffinhalation
- bei Pulsfrequenz unter 60/min
  → Atropin (0,5 – 1,0 mg)

- Ketanest (1 – 2 mg/kg KG), z.B. 100 mg = 10 ml

oder

- Trapanal® (3 – 5 mg/kg KG), z.B. 250 mg = 10 ml
  oder Hypnomidate® (0,15 – 0,25 mg/kg KG),
  z.B. 12 – 16 mg = 6 – 8 ml
- nach Einschlafen, zur Muskelrelaxierung
  Pantolax® (1 – 2 mg/kg KG), z.B. 100 mg = 5 ml
- Intubation und Beatmung (100 % O_2)
- bei Ketanest®: Nachinjektion (Hälfte der Dosis) nach
  jeweils 5 – 10 min. notwendig, evtl. zusätzlich Valium®
  (5 – 20 mg)

Merke:
- Ketanest®-Valium®-Narkose besonders günstig im
  Schock (keine Kreislaufdepression, Analgesie) und bei
  Patienten mit Asthma bronchiale (keine Atemwegsengstellung).
- Trapanal®-Norcuron®-Morphin-Narkose besonders
  günstig bei Patienten mit Schädel-Hirn-Trauma
  (gut steuerbar, Hirndrucksenkung).

ALLGEMEINE MASSNAHMEN
BEI VERGIFTUNGEN

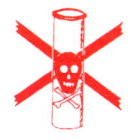

Rettung: s. S. 19
Lagerung: s. S. 21
Sicherstellung der Atmung: s. S. 25
Sicherstellung der Herz-Kreislauffunktion: s. S. 30

Unterbrechung der Giftaufnahme:	● *bei Inhalation* (z. B. Silounfall, Brand)	*Rettung* aus dem verseuchten Raum (evtl. unter Atemschutz – Feuerwehr) *Entzündungshemmung* in den Atemwegen (z.B. Auxiloson®-Spray, 2 Hübe alle 10 min) ggf. Intubation und Beatmung
Vorsicht:		Eigensicherung beachten
	● *bei Aufnahme über Magen-Darm-Trakt* (z.B. Tabletten, Pflanzenschutzmittel, Alkohol)	*provoziertes Erbrechen* durch Orpec®-Sirup (1 ml/kg KG), reichlich nachtrinken lassen (3 – 5 ml/kg KG)
Vorsicht:		Erbrechen *nicht* auslösen bei: ● Bewußtseinsstörung, Bewußtlosigkeit ● Schaumbildnern s. S. 197 ● Säuren- oder Laugenverätzung s. S. 199 ● fettlöslichen Substanzen s. S. 195
	● *fettlösliche Substanzen* →	● Hemmung der Giftaufnahme durch *Bindung im Darm* an Paraffinoel Kinder bis 150 ml Erwachsene bis 250 ml oral
	● *wasserlösliche Substanzen:* →	● Hemmung der Giftaufnahme durch *Bindung im Darm* an medizinische Kohle (Kohle Pulvis® – 10 – 20 g) ● provozierte Durchfälle (Sorbitlösung 40 %, z.B. Tutofusin S40®), bei Erwachsenen 125 ml über Magensonde bzw. Glaubersalz (0,5g/kg KG) in 50 – 200 ml Wasser gelöst.

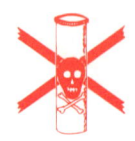

Magenspülung:
Bei Bewußtseinsstörung bzw. Bewußtlosigkeit
→ Magenspülung nur nach Intubation

- *Instrumente:*
  - Magenschlauch
  - Trichter
  - Klemme
  - 20 l lauwarmes Wasser, möglichst mit Roticlean®-Zusatz (1,5 ml/kg KG)
  - Auffangeimer
  - Geräte zur Intubation und Beatmung
  - Medikamente (Atropin, evtl. Valium®)

- *Vorgehen:*
  1. Sicherer venöser Zugang, Infusion z.B. Ringer-Laktat
  2. Atropin (z.B. 0,5 mg)
  3. Bei Bewußtlosigkeit Intubation, evtl. Sedierung
  4. Einführen des Magenschlauches in Links-Seitenlage
  5. Beißschutz
  6. Überprüfen der richtigen Lage (Stethoskop)
  7. Spülen mit mind. 20 l (jeweils 500 – 800 ml)
  8. Erste Spülflüssigkeit sicherstellen (Giftnachweis)
  9. Medizinische Kohle (Kohle Pulvis® 10 – 20 g)
  10. Magenschlauch abklemmen und herausziehen

Merke:

- Bei Intoxikationen in jedem Fall individuell entscheiden, ob bereits am Notfallort oder erst nach Ankunft im Krankenhaus eine Magenspülung durchgeführt wird!

- Zu empfehlen ist eine möglichst frühzeitige Magenspülung bei Vergiftungen mit Pflanzenschutzmitteln und Unkrautvernichtern.

- Keine Magenspülung – Magensonde bei Säuren-Laugen-Verätzungen (Perforationsgefahr).

- Einführtiefe des Magenschlauches: etwa Abstand Nasenwurzel – Bauchnabel.

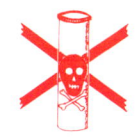

Hemmung der Gifteinwirkung:	● Säuren-Laugen-Verätzung →	*Verdünnung* mit Wasser: a) Übergießen bei oberflächlichen Hautschädigungen b) Trinkenlassen bei oraler Aufnahme

Merke: Unabhängig, ob es sich um eine Schädigung durch Säuren oder Laugen handelt, sollte stets nur reichlich frisches Wasser verwandt und nicht der Versuch einer Neutralisation unternommen werden.

	● Schaumbildner (z.B. Spül- und Waschmittel) →	*Entschäumer* z.B. SAB-Simplex®: Kinder: 10 – 20 ml Erwachsene: bis 70 ml
Beschleunigte Giftausscheidung:	● z.B. Medikamente →	Steigerung der *Nierenfunktion* durch a) ausreichende Volumenzufuhr (Ringer-Laktat) b) Lasix® (20 – 60 mg) c) Dopamin (in niedriger Dosierung)
	Ergänzende Maßnahmen:	● Beruhigung ● Sauerstoffgabe ● Wärmeerhaltung

Merke: Vor Transportbeginn unbedingt versuchen, die Art des Giftstoffes zu klären. Tablettenröhrchen, Trinkgefäße und evtl. Erbrochenes zur weiteren Abklärung mitnehmen. Informationen über spezielle Vergiftungen:
Feuerwehr bzw. Vergiftungszentrale (s. S. 288)!

Feststellung giftiger Gase: Gasspürgerät (Dräger) mit entsprechenden Prüfröhrchen wird bei der Feuerwehr vorgehalten.
Identifikation und Konzentrationsmessungen, z. B. von CO, CO_2, Kohlenwasserstoffverbindungen, Blausäure, Chlor, Nitrosegase, Zyanid.

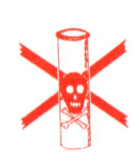

Gegengifte - Antidota

Substanz, Wirkung	Indikation	Dosierung
Anticholium® (Physostigminsalicylat) 5-ml-Ampulle = 2 mg Zentraler Antagonist	Atropin-Vergiftung, Tollkirschen, Antidepressiva, Beruhigungsmittel	0,03 mg/kg KG i.v. (z.B. Erwachsener: 5 ml). Nicht bei Schlafmittelvergiftungen
Atropinsulfat 10-ml-Ampulle = 100 mg Hemmung der Acetylcholinwirkung am Parasympathikus	Acetylcholinesterase-Hemmstoff-Vergiftung Alkylphosphate-Pflanzenschutzmittel, z.B. E 605®	1 – 2 mg/kg KG i.v. (z.B. Erwachsener: 5 – 15 ml). Je nach Schwere wiederholen
Narcanti® (Naloxon) 1-ml-Ampulle = 0,4 mg Opiat-Antagonist	Opiat- Vergiftung, z.B. Heroin, Morphium	0,01 mg/kg KG i.v. (z.B. Erwachsener: 0,2 – 0,4 mg). Möglichst vorher verdünnen
Natriumthiosulfat 10-ml-Ampulle = 1000mg Wiederingangsetzung der inneren Atmung	Cyanid-Vergiftung, z.B. Blausäure, Schwefelwasserstoff evtl. erst nach 4-DMAP (bei schwerer Intoxikation)	50 – 100 mg/kg KG i.v. (z.B. Erwachsener: 30 – 70 ml) s.u.
4-DMAP 10-ml-Ampulle = 250 mg Wiederingangsetzung der inneren Atmung	bei schwerer Intoxikation (Bewußtlosigkeit) mit Cyaniden, z.B. Blausäure, Schwefelwasserstoff	3 – 4 mg/kg KG i.v. (z.B. Erwachsener: 10 ml). Dann Natriumthiosulfat, s.o.
Toluidinblau 10-ml-Ampulle = 300 mg Komplexbildung	Vergiftung mit Methämoglobinbildnern, z.B. Nitrate, Nitrite, Anilin	2 mg/kg KG i.v. (z.B. Erwachsener 3 - 6 ml)

Merke:
- Die evtl. mögliche Antidotbehandlung von Schwermetallvergiftungen (z.B. Arsen ⟶ BAL, Blei ⟶ Ca-EDTA) hat für die außerklinische Notfallmedizin keine Bedeutung.

Vergiftungen – Hilfssubstanzen

Substanz, Wirkung	Indikation	Dosierung
Roticlean® 100-ml-Flasche Polyäthylenglykoll Giftentfernung	Giftentfernung (fettlösliche Stoffe) von Haut und Schleimhaut, z.B. Magen, Auge	Der Magenspülflüssigkeit ca. 1,5 ml/kg KG zufügen, am Auge unverdünnt anwenden
Isogutt® 130-ml-Beutel Augenspülflüssigkeit	Augenspülung, z. B. bei Säuren-Laugen-Verätzung	Ausgiebige Spülung mit unverdünnter Lösung
Glaubersalz Natriumsulfat 50-g-Beutel	Auslösung von Durchfällen	0,5 g/kg KG in Wasser gelöst, Erwachsene z.B. 30 g in 100 ml Wasser
Ipecacuanha Sirup 30-m-Flasche Auslösung von zentralem Erbrechen	Vergiftung über Magen-Darm-Trakt. Nicht bei Bewußtlosigkeit	ca. 1 ml/kg KG Viel nachtrinken lassen
Auxiloson-Aerosol® 0,25 mg je Hub Lokale Entzündungshemmung	*Reizgasinhalation* Säuren-Laugen-Schäden in Mund und Rachen	0,01 mg/kg KG alle 10 min (z.B. Erwachsener: 5 Hübe), evtl. zusätzlich Steroide i.v. (z.B. Solu Decortin H (250 mg)
Sab-Simplex® 30-ml-Flasche Entschäumer	Vergiftung mit *schaumbildenden Substanzen*, z.B. Waschmittel	Kinder: 10 – 20 ml Erwachsener: 70 ml Nicht bei Bewußtlosigkeit
Paraffinoel 250-m-Flasche Giftbindung im Darm	Vergiftung mit *fettlöslichen Stoffen*, z.B. Kohlenwasserstoffe, Benzin	3 ml/kg KG (z.B. Erwachsener: 200 ml), evtl. über Magenschlauch
Kohle-Pulvis® 10-g-Becher Medizinische Kohle	Vergiftung mit *wasserlöslichen Stoffen*, z.B. Tabletten	250 – 500 mg/kg KG (z.B. Erwachsener: 10 – 20 g) in 80 – 160 ml Wasser, evtl. über Magenschlauch

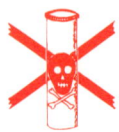

GIFTBISSE – GIFTSTICHE
Schlangen, Spinnen, Skorpione, Fluginsekten etc.

- Neben der örtlichen Schädigung kann es, je nach Gifttyp, zu Störungen der Nervenfunktion (Lähmungen), Zerfall der (roten) Blutkörperchen und/oder Gerinnungsstörungen kommen. Jedoch besteht nur in Ausnahmefällen unmittelbare Lebensgefahr.

Angaben: *»Unfall«-Ereignis, Schmerzen*, Sehstörungen, Übelkeit, Kribbeln im Mundbereich und den Extremitäten

- *Schwellung*
- *Bluterguß*
- evtl. Muskelzucken

- evtl. Muskelschwäche
- evtl. Blutdruckabfall

Maßnahmen:
RS/RA:
- Beruhigung
- Lagerung ⟶
- Freimachen – Freihalten der Atemwege
- Sauerstoffgabe, ggf. Beatmung
- Ruhigstellung der betroffenen Körperregion (in Herzhöhe)
- evtl. venöse Stauung anlegen
- Wärmeerhaltung
- ständige Atem-, Puls-, RR- und EKG-Überwachung
- venöser Zugang – Ringer-Laktat-Infusion

NA:
- körperliche und neurologische Untersuchung
- Medikamente:
  - ggf. Volumenersatz ⟶ z.B. HÄS 200 (500 – 1000 ml)
  - Schmerzbekämpfung ⟶ z.B. Morphin (5 – 10 mg)
  - Sedierung ⟶ z.B. Valium® (5 – 10 mg)
  - Entzündungshemmung ⟶ z.B. Solu Decortin H® (250 mg)
  - (Schlangengiftserum) ⟶ z.B. Polyvalent Europa (20 – 60 ml)

Merke: Spezielle Informationen und Schlangengiftsera: Behringwerke, Frankfurt/Main, Tel. 0 69/ 3 05 56 00.

ANREGUNGEN ZUM BESSEREN UMGANG MIT PATIENTEN:

- Ihr *Aufreten* soll *ruhig, höflich* und gezielt sein.
- *Sprechen Sie den Patienten mit* seinem »*Namen*« und per »*Sie*« an.
- Stellen Sie sich dem Patienten vor.
- *Erkundigen* Sie sich *ruhig* und *sachlich* über die Beschwerden des Patienten.
- *Unter- und übertreiben Sie nie* bei der Beantwortung von Fragen des Patienten.
- Äußern Sie *keine vagen Vermutungen* über Diagnose und weitere Therapie.
- Versuchen Sie, ein *Vertrauensverhältnis* aufzubauen.
- Versuchen Sie, dem Patienten seine Situation durch *mitfühlendes Erklären* zu erleichtern. *Versetzen Sie sich in seine Lage,* dann werden Sie die richtigen Worte finden.
- *Belasten* Sie den Patienten *nicht mit* Ihrem *Mitleid,* sondern verwandeln Sie es in engagiertes Helfen.
- *Respektieren* Sie das *Selbstbestimmungsrecht* des Patienten, überzeugen Sie ihn durch Aufklärung von der Notwendigkeit Ihrer Maßnahmen.
- Versuchen Sie, *psychische Problempatienten* durch *überzeugendes Erklären* zum Mitkommen zu bewegen.
- Lassen Sie sich *nicht durch Aggressionen und Beleidigungen* zu unüberlegten Äußerungen oder Taten hinreißen.
  Reden und handeln Sie ruhig und sachlich weiter.
- *Schreien Sie niemals.*
- Versuchen Sie, *störende Einflüsse auszuschalten* (z.B. die aufgeregte Ehefrau um das Verlassen des Raumes bitten).
- Verteilen Sie an *störende Personen* (Schein-) *Aufträge* (z.B. Personalien aufschreiben, Unfallstelle absichern usw.).
- *Vermeiden Sie Diskussionen* zwischen den Helfern.
- *Beschränken* Sie *Anweisungen* auf das Nötigste.
- *Vergessen* Sie *den Patienten* und seine Situation *nie,* auch wenn Sie von seinen Symptomen oder von Ihrem Tun fasziniert sind.

- *Der Patient hat Angst. Erklären* Sie Ihre Maßnahmen und das Ziel, das Sie damit erreichen wollen (z.B. Verband, Lagerung, Infusion usw.).

- *Überdenken* Sie genau, ob zur *Einweisung* in eine Psychiatrische Klinik *Zwang* benötigt wird.

- *Sagen* Sie dem Patienten (und seinen Angehörigen), in *welches Krankenhaus* (Abteilung) der Transport führt (Telefonnummer angeben).

Merke: Bei der Versorgung von (bewußtlosen) Patienten unnötige Äußerungen vermeiden, da diese auch bei anscheinend tiefer Bewußtlosigkeit wahrgenommen werden können.

DIFFERENTIALDIAGNOSEN:

AKUTE BEWUSSTSEINSTRÜBUNG

Verlauf	Ursache
Plötzlicher Beginn, nach Kopfschmerz	Intrakranielle Blutung Subarachnoidalblutung
Plötzlicher Beginn, nach Krampfanfall	Epilepsie, extrakranielle Ursachen
Allmählicher Beginn (Stunden), nach Kopfschmerz	Intrazerebrale Blutung, Meningo - Enzephalitis
Allmählicher Beginn, nach Erregung	Intoxikation, Hypoglykämie
Allmählicher Beginn (Tage), nach Kopfschmerz	Hirntumor, Subduralhämatom metabolische Ursache

NOTFÄLLE – Bewußtsein

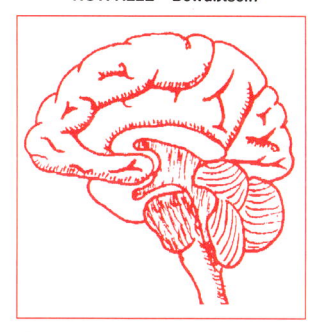

- **Akute Bewußtseinsstörung** Seite 50
- **Unklare Bewußtlosigkeit** Seite 51
- **Schlaganfall** Seite 53
- **Hypoglykämischer Schock** Seite 55
- **Differentialdiagnose** Seite 57
- **Koma diabetikum** Seite 59
- **Epileptischer Anfall** Seite 61
- **Akuter Erregungszustand** Seite 63

Siehe auch:
- **Erstuntersuchung** Seite 14
- **Allgemeine Maßnahmen** Seite 21
- **Vasovagale Synkope** Seite 97
- **Schädel-Hirn-Trauma** Seite 119
- **Blutung in das Schädelinnere** Seite 121
- **Vergiftungen** Seite 41 + 173

AKUTE BEWUSSTSEINSSTÖRUNG

Zunächst folgende **Ursachen** ausschließen:

Atemstörungen	s. S. 65
Herz-Kreislaufstörungen	s. S. 73
Schädel-Hirn-Trauma	s. S. 119
Blutung in das Schädelinnere	s. S. 121

Weitere häufige Ursachen:

Vergiftungen (z.B. Sedativa, Hypnotika, Alkohol, Opiate)	s. S. 173
Stoffwechselstörungen (z.B. Zuckerentgleisungen)	s. S. 55
zentrale Störungen (z.B. Apoplexie)	s. S. 53

Merke: Die große Zahl möglicher, in der Praxis aber selten vorkommender Notfälle mit Bewußtseinsveränderungen durch Störungen im Hormonhaushalt der Schilddrüse, Nebenschilddrüse, Nebenniere usw. sowie durch (teilweisen) Ausfall der Funktionen der Leber und Niere sowie durch Infektionskrankheiten werden außerhalb des Krankenhauses nicht spezifisch behandelt (Aufrechterhaltung der Vitalfunktionen, allgemeine notfallmedizinsche Maßnahmen s. S. 51).

SCHEMA ZUR BEURTEILUNG EINER BEWUSSTLOSIGKEIT
Glasgow-Coma-Scale

Augen öffnen:	spontan	4 Punkte
	auf Ansprache	3 Punkte
	auf Schmerzreiz	2 Punkte
	überhaupt nicht	1 Punkt
Worte:	spricht orientiert } Kinder: verständlich }	5 Punkte
	verwirrt	4 Punkte
	einzelne Worte	3 Punkte
	unverständliche Laute } Kinder: nur Schreien }	2 Punkte
	keine	1 Punkt
Bewegungen:	befolgt Anweisungen	6 Punkte
	gezielte Schmerzreaktion	5 Punkte
	ungezielte Schmerzreaktion	4 Punkte
	Beugemechanismus	3 Punkte
	Streckmechanismen	2 Punkte
	keine	1 Punkt
Beurteilung:	Summe der erreichten Punkte	

UNKLARE BEWUSSTLOSIGKEIT

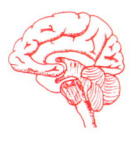

s. a. Erstuntersuchung S. 14
Schema zur Beurteilung der Bewußtseinslage S. 118

Angaben: – Vorgeschichte, Fremdangaben, Entwicklung

- evtl. Krämpfe
- Pupillenstörungen (evtl. einseitig)
- Zyanose, Blässe
- abnormer Atemtyp (z.B. Kußmaul-, Cheyne-Stokes-, Biotsche Atmung)
- evtl. Einstiche (Heroin)

- Puls evtl. tachykard, bradykard, arrhythmisch
- evtl. Lähmungen
- evtl. Nackensteifigkeit
- evtl. stehende Hautfalten (Flüssigkeitsmangel)

- Geruch (z.B. Azeton, Urin, Gifte)

- Sauerstoffsättigung vermindert
- Blutdruckabfall
- Blutzuckerteststreifen (Hypo-Hyperglykämie)
- Temperatur (Hypo-Hyperthermie)

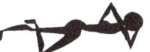

Maßnahmen:
RS/RA:
- Lagerung
- Freimachen – Freihalten der Atemwege
- Sauerstoffgabe, ggf. Beatmung
- Wärmeerhaltung
- ständige Atem-, Puls- und RR-Überwachung
- venöser Zugang – Ringer-Laktat-Infusion

NA:
- Körperliche und neurologische Untersuchung
- großzügige Indikation zur Intubation und Beatmung
- Medikamente:
  - ggf. Zuckergabe ⟶ z.B. Glukose 50 % (20 – 50 ml)

Merke:
- Bei allen unklaren Bewußtlosigkeiten gezielt nach Tablettenröhrchen, Spritzen etc. suchen.

- Grundsätzlich bei jedem Bewußtlosen eine Blutzuckerbestimmung (Teststreifen) durchführen.

RAUM FÜR PERSÖNLICHE ERGÄNZUNGEN

SCHLAGANFALL – APOPLEKTISCHER INSULT

- Durch Thrombose, Embolie oder Blutung bedingte Störung der Durchblutung umschriebener Gehirnbezirke.

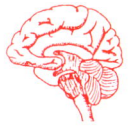

Angaben:

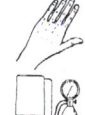

- *Plötzlich* auftretende, einseitige Bewegungsstörungen, Lähmungen, evtl. Hypertonie bekannt, evtl. Kopfschmerzen, Übelkeit

- evtl. Bewußtseinsstörung bis Bewußtlosigkeit
- hängende Mundwinkel
- *Bewegungsunfähigkeit einer Körperseite* (Hemiparese)
- Patient »blickt« seinen Herd an
- Sprachstörungen, Schluckstörungen
- evtl. Pupillendifferenz, Krämpfe

- Puls bradykard, evtl. arrhythmisch
- Händedruckprobe – einseitig vermindert/aufgehoben
- evtl. Nackensteifigkeit

- Blutdruck: hyperton oder hypoton

Maßnahmen:
RS/RA:

- Beruhigung
- Lagerung
    Hypertonie ⟶

    Hypotonie ⟶

    Bewußtlosigkeit ⟶
- Freimachen – Freihalten der Atemwege
- Sauerstoffgabe, ggf. Beatmung
- Wärmeerhaltung
- ständige Atem-, Puls- und RR-Überwachung
- venöser Zugang – Ringer-Laktat-Infusion

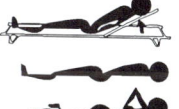

NA:

- Körperliche und neurologische Untersuchung
- evtl. Intubation + Beatmung, Hyperventilation
- Medikamente
    - Sedierung ⟶ z.B. Valium® (5 – 10 mg)
    - Blutdrucksenkung ⟶ z.B. Adalat® (1 – 2 Kapseln)
        z.B. Ebrantil® (10 – 50 mg)
    - Blutdrucksteigerung ⟶ z.B. Akrinor® (0,5 – 1 ml)

Merke:

- Bei Lähmungen: ⟶ Lagerung und venöser Zugang immer auf nicht-betroffener Körperseite.

- Einen Krankheitszustand, der einem Schlaganfall gleicht, sich aber innerhalb kurzer Zeit (völlig) zurückbildet, bezeichnet man als transitorisch ischämische Attacke (TIA). Ursache ist eine vorübergehende Durchblutungsstörung einzelner Gehirnabschnitte.
Die Maßnahmen entsprechen denen beim Schlaganfall.

RAUM FÜR PERSÖNLICHE ERGÄNZUNGEN

HYPOGLYKÄMISCHER »SCHOCK«

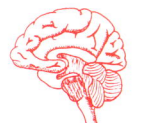

S. a. Krampfanfall S. 61, 169
- Plötzlich auftretende Bewußtlosigkeit, meist bei (insulinpflichtigem) Diabetes oder Alkoholismus.

Angaben:
- Hungergefühl, Bauchschmerzen, Kopfschmerzen
  Schwächegefühl
- Unruhe
- Bewußtseinsstörung bis Bewußtlosigkeit
- Zittern
- evtl. Krämpfe
- evtl. Pupillendifferenz

- Puls tachykard
- Schwitzen
- Schnelle Atmung

- Blutdruck normal bis erhöht
- *Blutzuckerteststreifen*: Werte *unter 45 mg/dl*

Maßnahmen:
RS/RA:
- Beruhigung
- Lagerung ———→

- Freimachen – Freihalten der Atemwege
- Sauerstoffgabe, ggf. Beatmung
- wenn ansprechbar: orale Zuckerzufuhr
- Wärmeerhaltung
- Ständige Atem-, Puls- und RR-Überwachung
- Venöser Zugang – Glukoseinfusion
  (z.B. 5 Ampullen Glukose 50 % in 500 ml Ringer-Laktat)

NA:
- körperliche und neurologische Untersuchung
- Medikamente
  - Zuckerzufuhr ———→ Glukose 50 % (30 – 80 ml) unter laufender Infusion, evtl. wiederholen

Merke:
- Wegen der Gefahr von Hirnschädigungen durch längerdauernde Hypoglykämien ist frühestmöglich Glukose zuzuführen.
- In jedem Fall anschließende klinische Abklärung.

Faustregel:

10 g Glukose (= 20 ml Glukose 50 %) steigern den Serumblutzucker um 100 mg/dl.

RAUM FÜR PERSÖNLICHE ERGÄNZUNGEN

DIFFERENTIALDIAGNOSE

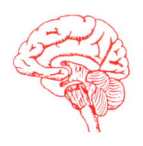

Hypoglykämischer Schock **Koma diabetikum**

plötzlich (Stunden) ←	**Entwicklung** →	langsam (Tage)
feucht ←	**Haut/Zunge** →	trocken
normal tief, schnell ←	**Atmung** →	tief (Kußmaulsche Atmung)
Tachykardie ←	**Puls** →	Tachykardie
normal bis erhöht ←	**Blutdruck** →	normal bis erniedrigt
Unruhe, Zittern, Somnolenz ←	**Allgemeinzustand** →	somnolent bis komatös
nein ←	**Durstgefühl** →	ja
normal ←	**Ausatemluft** →	Azetongeruch
erniedrigt (unter 45 mg(dl) ←	**Blutzucker** →	hoch (über 400 mg/dl)

RAUM FÜR PERSÖNLICHE ERGÄNZUNGEN

KOMA DIABETIKUM

- *Langsam* einsetzende Bewußtseinstrübung mit Anstieg des Blutzuckers bei (meist bekannter) Zuckerkrankheit.
  Die Entwicklung geht über Stunden bis Tage.

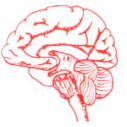

Angaben:
- Durst, vermehrtes Wasserlassen, häufig Bauchschmerzen

- *Bewußtseinsstörung* bis Bewußtlosigkeit
- Kußmaulsche Atmung
- trockene Haut und Schleimhäute

- Puls tachykard
- herabgesetzter Hautturgor

- Blutdruck normal bis erniedrigt
- *Blutzuckerstreifen*: Werte *über 400 mg/dl*

- evtl. Azetongeruch (wie Nagellackentferner) in der Ausatemluft

Maßnahmen:
RS/RA:
- Lagerung ⟶
- Freimachen – Freihalten der Atemwege
- Sauerstoffgabe, ggf. Beatmung
- Wärmeerhaltung
- Ständige Atem-, Puls und RR-Überwachung
- venöser Zugang – zügige Ringer-Laktat-Infusion
  (bei elektrolytarmen Lösungen: Gefahr des Hirnödems)

NA:
- körperliche und neurologische Untersuchung
- ausreichende Kreislaufauffüllung
  ggf. Volumenersatz ⟶ z.B. HÄS 200 (500 – 1000 ml)
                                      + Ringer-Laktat

Merke:
Wegen der Gefahr der Überkorrektur sowie der Hypokaliämie außerklinisch
- keine Azidosekorrektur (NaHCO$_3$)
- keine Insulingabe.

Stehen (ausnahmsweise) keine Blutzuckerteststreifen zur Verfügung, so können zur Diagnostik (Abgrenzung der Hypoglykämie) 0,5 ml/kg KG z.B. (30 – 50 ml) Glukose 50 % gegeben werden.

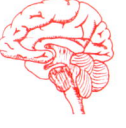

RAUM FÜR PERSÖNLICHE ERGÄNZUNGEN

EPILEPTISCHER ANFALL

- Kurzdauernde Bewußtlosigkeit mit Krämpfen.

  - Plötzliches *Hinstürzen*, Schrei
  - Bewußtlosigkeit
  - weite, lichtstarre Pupillen, evtl. Seitendifferenz
  - ca. 10 – 30 Sekunden tonischer *Krampf* mit Atemstillstand
  - Zyanose
  - Puls tachykard

Dann:
  - ca. 1 – 3 Min. klonische *Zuckungen*
  - evtl. Zungenbiß
  - evtl. Schaum vor dem Mund
  - evtl. Einnässen

Nach dem Anfall:
  - Benommenheit
  - Desorientiert
  - meist Nachschlaf

Maßnahmen:

RS/RA:
- Lagerung ⟶
- Schutz vor Verletzung
- Beißschutz
- Beruhigung
- Freimachen – Freihalten der Atemwege
- Sauerstoffgabe, ggf. Beatmung
- Wärmeerhaltung
- Ständige Atem-, Puls- und RR-Überwachung
- venöser Zugang – Ringer-Laktat-Infusion
- Blutzuckerbestimmung

NA:
- Körperliche und neurologische Untersuchung
- Medikamente:
  - Hypoglykämie ⟶ Glukose 50 % (30 – 80 ml)
  - Krampfdurchbrechung ⟶ z.B. Valium® (10 – 40 mg)
  - Bei Status epilepticus
  - Narkoseeinleitung ⟶ z.B. Trapanal® (3 – 5 mg/kg KG)
  - Intubation – Beatmung

Merke:
- Während der einfache epileptische Anfall meist keiner medikamentösen Behandlung bedarf, muß ein Status epilepticus (= Atemstillstand) durchbrochen werden (ggf. Narkoseeinleitung).

- Keine routinemäßige Medikation nach Ablauf eines Krampfanfalles.

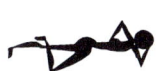

RAUM FÜR PERSÖNLICHE ERGÄNZUNGEN

AKUTER ERREGUNGSZUSTAND

- In Zusammenhang mit psychiatrischen Erkrankungen, Medikamenteneinwirkung, Suchtmitteln (Drogen, Alkohol).

- *Unruhe bis zur Tobsucht*
- evtl. Euphorie
- evtl. Verwirrtheit
- Pupillenveränderungen

- Sprachveränderung

- Puls tachykard, evtl. arrhythmisch

- Blutdruckanstieg
- evtl. Blutzuckerteststreifen

Maßnahmen:
RS/RA:
- Patient in Gespräch verwickeln
- Ablenken
- Beruhigung
- Überwachung von Atmung und Kreislauf

NA:
- Gespräch führen
- körperliche und neurologische Untersuchung
- venöser Zugang – Ringer-Laktat-Infusion
- Medikamente:
  - Hypoglykämie ► z.B. Glukose 50 % (30 – 50 ml)
  - Sedierung ⟶ z.B. Valium® (10 – 20 mg)
    Dämpfung ⟶ z.B. Psyquil® (5 – 10 mg)
  - ggf. Einweisung in stationäre psychiatrische Behandlung

Merke:
- Es besteht bei diesen Patienten stets die Gefahr gewalttätiger Handlungen gegen sich (Suizid) wie auch gegen die Umwelt.

- Neben dem »klassischen« Drogennotfall durch Opiate (Morphium, Heroin, s. S. 189) können Rauschmittelvergiftungen durch Kokain, Haschisch, Marihuana, LSD, Amphetamine, Lösungsmittel u. ä. bzw. ihre Kombination und/oder zusätzlichen Alkohol-Tabletten-Genuß bedingt sein.

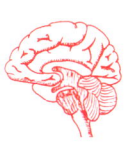

RAUM FÜR PERSÖNLICHE ERGÄNZUNGEN

NOTFÄLLE – Atmung

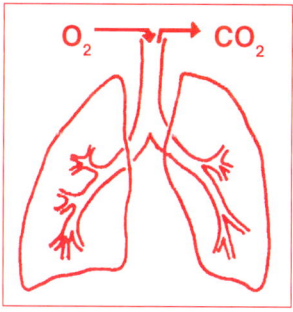

$O_2 \rightarrow CO_2$

- Bluthusten, Hämoptoe — Seite 66
- Aspiration — Seite 67
- Asthma bronchiale — Seite 69
- Hyperventilationstetanie — Seite 71

Siehe auch:
- Erstuntersuchung — Seite 14
- Allgemeine Maßnahmen — Seite 25
- Linksherzinsuffizienz, Lungenödem — Seite 85
- Lungenembolie — Seite 101
- Thoraxtrauma, (Spannungs-) Pneumothorax — Seite 127
- CO-, CO_2- Reizgasvergiftung — Seite 175
- Tauchunfall — Seite 226
- Ertrinken — Seite 227

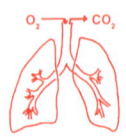

BLUTHUSTEN-HÄMOPTOE

Häufige Ursachen sind:

- Thoraxtrauma
- Bronchialkarzinom (Spätstadium)
- Linksherzinsuffizienz, Lungenödem
- Lungeninfarkt (nach Lungenembolie)
- Infektionen (Bronchitis, Pneumonie, Tuberkulose)

Maßnahmen: s. S. 67: Aspiration

ASPIRATION

- Erlöschen der Schutzreflexe ⟶ Eindringen von Blut, Schleim, Erbrochenem, Fremdkörper etc. in die Atemwege.
  Gefahr: Verlegung der Atemwege, Ateminsuffizienz, schwerste Lungenentzündungen.

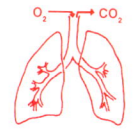

- Atemnot
- evt. *Zyanose*
- evtl. Atemstillstand (Atemwegsverlegung)
- evtl. inverse Atmung

- *grob rasselndes oder pfeifendes Atemgeräusch*
- evtl. Husten

- Puls tachykard

- Sauerstoffsättigung vermindert
- evtl. Blutdruckabfall

Maßnahmen:
RS/RA:
- Beruhigung
- Lagerung ⟶

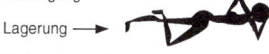

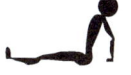

- Freimachen – Freihalten der Atemwege
- Sauerstoffgabe, ggf. Beatmung
- Wärmeerhaltung
- Ständige Atem-, Puls- und RR-Überwachung
- venöser Zugang – Ringer-Laktat-Infusion

- Körperliche Untersuchung
- Intubation und Beatmung (100 % O_2, PEEP)
- Bronchiallavage (Spülung mit 5 – 10 ml NaCl 0,9 %, 5 mal beatmen, absaugen, evtl. mehrfach wiederholen)
- Medikamente:
  - Bronchialerweiterung ⟶ z.B. Euphyllin® (200 - 300 mg)
  - Entzündungshemmung ⟶ Solu Decortin H® (250 mg)

- Magensonde

Merke:
Durch Maskenbeatmung mit zu hohen Drucken (über 15 cm H_2O) kommt es zur Magenblähung. Durch Rückstrom (Regurgitation) gelangt Mageninhalt in den Rachenraum und mit der nächsten Beatmung in die Atemwege.

RAUM FÜR PERSÖNLICHE ERGÄNZUNGEN

ASTHMA BRONCHIALE

- Durch eine Überempfindlichkeit (allergisches Asthma) bzw. durch Streßsituationen (psychogenes Asthma) ausgelöst.

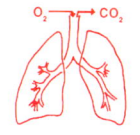

Angaben:
- *Atemnot, Angst, Verschleimung*
- Unruhe
- Zyanose
- *aufrechter Oberkörper*
- *Einsatz der Atemhilfsmuskulatur*
- Ausatemphase verlängert
- Prall gefüllte Halsvenen

- *bei Ausatmung Giemen und Brummen*
- Husten

- Puls tachykard
- Schwitzen

- Sauerstoffsättigung stark vermindert
- Blutdruck erhöht, später Kreislaufversagen

Maßnahmen RS/RA:
- Beruhigung
- Lagerung ⟶
- Freimachen – Freihalten der Atemwege
- Sauerstoffgabe langsam steigern
- Wärmeerhaltung
- ständige Atem-, Puls- und RR-Überwachung
- venöser Zugang – Ringer-Laktat-Infusion

NA:
- Körperliche Untersuchung
- Gespräch führen
- Medikamente
  - Bronchialerweiterung ▶ z.B. Berotec®-Spray (2 Hübe)
    z.B. Euphyllin® (300 - 400 mg)
  - Steroide ⟶ z.B. Solu Decortin H® (250 mg)
  - Sedierung ⟶ z.B. Valium® (5 – 10 mg)
  - Flüssigkeitszufuhr ⟶ z.B. Ringer-Laktat (300 – 500 ml)
- In Ausnahmefällen (Status asthmaticus) bei zunehmender Bewußtseinsstörung, Erschöpfung oder Bradykardie:
  - Suprarenin (0,05 – 0,1 mg)
  - Intubation und Beatmung (Ketanest®)
  - Suprarenin (0,1 mg endotracheal, verdünnt)

RAUM FÜR PERSÖNLICHE ERGÄNZUNGEN

HYPERVENTILATIONSTETANIE

- Durch seelische Konflikte ausgelöste Hyperventilation (meist jüngere Patientinnen).

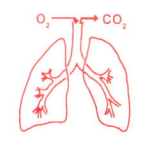

Angaben:
- *Atemnot*, Kribbeln in den Händen und Füßen
- Unruhe
- *schnelle Atmung*
- Blässe, Schwitzen
- sogenannte Pfötchenstellung der Hände
- evtl. »Karpfenmund«
- Reflexüberaktivität

- Puls tachykard

- Sauerstoffsättigung normal
- Blutdruck normal bis erhöht

Maßnahmen:
RS/RA:
- Lagerung ⟶
- Beruhigender Zuspruch
- Rückatmung (Plastiktüte)

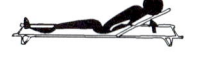

NA:
- Gespräch über mögliche Ursachen (Konflikte)
- körperliche und neurologische Untersuchung
- Medikamente (nur in schweren Fällen)
  - Sedierung ⟶ z.B. Valium® (5 – 10 mg)

Merke:
- Im Gegensatz zur echten Tetanie (Calciummangel) kommt es hier durch Überatmung zur respiratorischen Alkalose mit pH-Verschiebung.
Dadurch ist der Anteil des freien (wirksamen) Calciums im Blut vermindert.
Durch Beseitigung der Störung (z.B. Rückatmung mit folgendem CO_2-Anstieg und pH-Abfall) normalisiert sich die Situation.

RAUM FÜR PERSÖNLICHE ERGÄNZUNGEN

NOTFÄLLE – Herz-Kreislauf

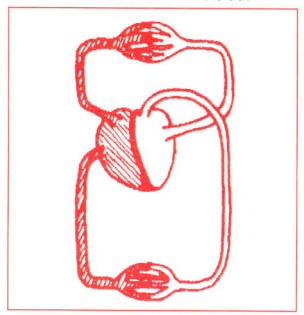

- Das EKG — Seite 75
- Maßnahmen bei Rhythmusstörungen — Seite 76
- Bradykarde Rhythmusstörungen — Seite 77
- Herzinfarkt — Seite 83
- (Links-) Herzinsuffizienz — Seite 85
- Lungenödem — Seite 87
- Kardiogener Schock — Seite 89
- Differentialdiagnose — Seite 91
- Volumenmangelschock — Seite 93
- Anaphylaktischer Schock — Seite 95
- Vasovagale Synkope — Seite 97
- Lungenembolie — Seite 101
- Arterienverschluß — Seite 103
- Venenverschluß — Seite 105

Siehe auch:
- **Erstuntersuchung** — Seite 14
- **Allgemeine Maßnahmen** — Seite 30

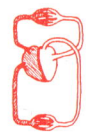

SCHNELLINTERPRETATION DES EKG

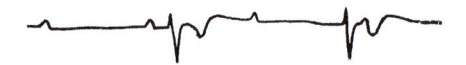

1. **Lebensbedrohliche Herzrhythmusstörung?**
   - extreme Bradykardie, extreme Tachykardie
   - Kammerflattern, Kammerflimmern
   - Hyposystolie, Asystolie

2. **Regelmäßigkeit?**
   - Abstand der P-Wellen gleich?
   - Abstand der QRS-Komplexe gleich?

3. **Frequenz?**
   - Häufigkeit der P-Wellen?
   - Häufigkeit der QRS-Komplexe?

4. **Form?**
   - P-Wellen alle gleich gestaltet?
   - QRS-Komplexe alle gleich gestaltet?
   - QRS-Komplex verbreitert (> 0,1 sec)?

5. **Vorhof-Kammer-Koppelung?**
   - P-Welle vor jedem QRS-Komplex?
   - PQ-Abstand verlängert (> 0,2 sec)?
   - PQ-Koppelung immer gegeben?

DAS ELEKTROKARDIOGRAMM – EKG

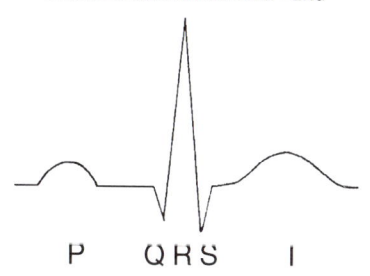

P – **Welle** — Vorhoferregung
QRS – **Komplex** — Kammererregung
T – **Welle** — Erregungsrückbildung

Begriffe

- *Adam-Stokes-Anfall* — Minderdurchblutung des Gehirns durch Herzrhythmusstörung

- *Arrhythmie* — Unregelmäßige Herzschlagfolge

- *AV-Block* — Hemmung der Erregungsüberleitung zwischen Vorhof und Kammer

- *AV-Dissoziation* — Vorhof und Kammer schlagen unabhängig, unkoordiniert

- *Bigeminus* — jedem Normalschlag folgt eine Extrasystole

- *Bradykardie* — Herzfrequenz unter 60/min.

- *Elektromechanische Entkoppelung/Dissoziation, pulslose elektrische Aktivität* — elektrische Erregungen (Monitor) bleiben ohne mechanische Antwort (kein Puls tastbar)

- *Schenkelblock* — Störung der Erregungsleitung im Bereich der Tawaraschenkel

- *Tachykardie* — Herzfrequenz über 100/min. in Ruhe

MASSNAHMEN BEI HERZRHYTHMUSSTÖRUNGEN

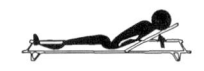

RS:
- Beruhigung
- Lagerung, Patient darf nicht umhergehen
- Sauerstoffgabe, ggf. Beatmung
- Wärmeerhaltung
- ständige Puls-, RR- und EKG-Überwachung
- Venöser Zugang – langsame Ringer-Laktat-Infusion
- Notarztruf

NA:
- s. unter den jeweiligen Rhythmusstörungen

Merke: Jede neu aufgetretene Herzrhythmusstörung stellt die Indikation zum Notarztruf dar (Patienten, Angehörige befragen; Medikamentenanamnese)

ANTIARRHYTHMIKA

Klasse	Bezeichnung	Substanz	Wirkprofil
I	Natriumantagonisten		
a		Gilurytmal ®	Depolarisationsverminderung
b		Xylocain ®	Repolarisationsverminderung
c		Rytmonorm ®	Depolarisationshemmung
II	Betarezeptorenblocker	Visken ®	Sympathikus - Verminderung
III	Kaliumantagonisten	Cordarex ®	Repolarisationsverminderung
IV	Kalziumantagonisten	Isoptin ®	Hemmung der Na-Ca-Kanäle
–	Digitalis	Lanitop ®	AV- Überleitungshemmung
–	Vagolytika	Atropin ®	Parasympathikus - Verminderung
–	Symphathomimetika	Suprarenin ®	Sympathikus - Steigerung

BRADYKARDE HERZRHYTHMUSSTÖRUNGEN

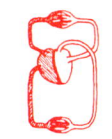

Regelmäßig:
- **Sinus-(Vorhof-) Bradykardie** (< 50/min.)
  Angaben: Schwindel

  EKG (normales Bild, niedrige Frequenz):

  Bewertung: selten Therapie notwendig

  Medikamente: Atropin (0,5 – 3,0 mg)

- **(Totaler) AV-Block 3. Grades** (< 30 – 40/min.)
  Angaben: Herzstolpern, Schwindel, evtl. Bewußtlosigkeit
  (Adams-Stokes-Anfall)

  EKG (unregelmäßige P-QRS-Koppelung):

  Bewertung: Therapie nur bei Blutdruckabfall

  Medikamente: Suprarenin® (0,05 – 0,1 mg), evtl. Schrittmacher
  Dopamin (5 - 20 µg/kgKG/min)

Unregelmäßig:
- **AV-Block 2. Grades** (50 – 60/min.)
  Angaben: Herzstolpern, Schwindel, evtl. Adams-Stokes-Anfall

  EKG (unregelmäßige P-QRS-Koppelung):

  Bewertung: selten Therapie notwendig

  Medikamente: Atropin (0,5 - 3 mg), Dopamin (5 - 20 µg/kgKG/min)
  Suprarenin® (0,05 – 0,1 mg), evtl. Schrittmacher

- **Schrittmacher-Fehlfunktion** (< 60/min.) s. S. 32
  Angaben: Schrittmacherträger, Schwindel, Herzstolpern

  EKG (Schrittmacherimpulse ohne QRS-Koppelung):

  Gefahr: völliger Schrittmacherausfall

  Medikamente: Atropin (0,5 - 3 mg), Suprarenin® (0,05 – 0,1 mg)
  Dopamin (5 - 20 µg/kgKG/min)

Unipolare Brustwandableitung nach Wilson

Rot   Gelb

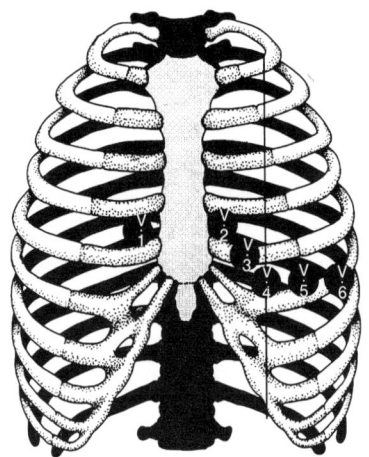

Schwarz   Grün

V_1 = 4. ICR parasternal rechts
V_2 = 4. ICR parasternal links
V_3 = zwischen V_2 und V_4
V_4 = 5. ICR in der Mediaclavikularlinie links
V_5 = Vordere Axillarlinie in Höhe von V_4 links
V_6 = Mittlere Axillarlinie in Höhe von V_4 links

Rot   = Rechter Arm
Gelb   = Linker Arm
Grün   = Linkes Bein
Schwarz = rechtes Bein (Erde)

TACHYKARDE HERZRHYTHMUSSTÖRUNGEN

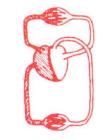

Regelmäßig:
- **Sinus-(Vorhof-) Tachykardie** (> 100/min.)

  Angaben: Herzklopfen

  EKG (normales Bild, hohe Frequenz):

  Bewertung: selten Therapie notwendig

  Medikamente: Karotissinus-Druckversuch (einseitig)
  Isoptin® (2,5 – 5 mg), Valium® (5 – 10 mg)

- **Kammertachykardie** (> 150 – 200/min.)

  Angaben: Herzrasen, Schwindel

  EKG (nur Kammerkomplexe):

  Gefahr: Übergang in Kammerflimmern, -flattern

  Medikamente: Xylocain® 2 % (100 mg), Kardioversion (1J/kg KG) bei Kreislaufinstabilität nach Valium® (5 - 10 mg) und Morphin (2 - 5 mg)

- **Unregelmäßig:**
  Vorhofextrasystolie (Supraventrikuläre Extrasystolen)

  Angaben: Herzklopfen

  EKG (Vorhofextraschläge):

  Bewertung: selten Therapie notwendig

  Medikamente: evtl. Valium® (5 – 10 mg), Isoptin® (2,5 – 5 mg)

EINSTUFUNG VON KAMMEREXTRASYSTOLEN
(Lown-Klassifizierung)

Klasse	Auftreten	Charakteristik
1 A 1 B	Gelegentlich	< 1/min, < 30/Std > 1/min
2	Häufig	> 30/Std
3	Polytop	multiform
4 A 4 B	Couplets Salven	Fest angekoppelte Extrasystolen Mehr als zwei Extrasystolen
5	R-auf T-Phänomen	Übergang in Kammerflimmern

CODE - ERKLÄRUNG FÜR HERZSCHRITTMACHER
(NASPE/BPEG - Code mit fünf Buchstaben)

1.Buchstabe	2. Buchstabe	3. Buchstabe	4. Buchstabe	5.Buchstabe
Stimulierte Kammer	Steuernde Kammer	Betriebsart	Programmierbarkeit etc.	Antitachykardiefunktion
O=keine	O=keine	O=keine	O=keine	O=keine
A=Atrium	A=Atrium	T=Getriggert	P=einfach progr.	P=Stimulation
V=Ventrikel	V=Ventrikel	I=Inhibition	M=mehrfach progr.	S=Schock
D=Doppelt (A+V)	D=Doppelt (A+V)	D=Doppelt (T+I)	C=Telemetrie	D=Doppelt (P+S)

Beispiele: Häufig verwendeter Herzschrittmacher:

VVI = Schrittmacher, der im Ventrikel überwacht und im Ventrikel stimuliert, wobei Eigenaktionen des Herzens die Schrittmacherfunktion unterdrücken

DDD: Zwei-Elektoden-Schrittmacher, der sowohl im Vorhof als auch in der Kammer die Eigenaktion überwacht und an beiden Stellen stimulieren kann bzw. an beiden Stellen ggf. von Eigenaktionen unterdrückt werden kann.

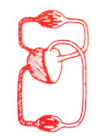

- **Kammerextrasystolie** (Ventrikuläre Extrasystolen)
  Angaben: Herzstolpern

  EKG (breiter QRS-Komplex ohne P-Welle):

  Unterscheidung: Monomorph, Polymorph, Salven, Anzahl pro Minute

  Gefahr: Übergang in Kammertachykardie, -flattern, -flimmern

  Medikamente: Xylocain® 2 % (100 mg)

- **Vorhofflattern, -flimmern**
  Angaben: Herzrasen, Herzdrücken

  EKG (keine regelrechte Vorhofaktion [P]):

  Gefahr: Übergang in Kammertachykardie, -flattern, -flimmern

  Medikamente: Lanitop® (0,2 – 0,4 mg), evtl. Isoptin® (2,5 – 5 mg), Valium® (5 – 10 mg), Morphin (2 - 5mg) und Kardioversion (1J/kg KG) bei Kreislaufinstabilität

- Kreislaufstillstand

  - Pulslose Kammertachykardie, Kammerflattern, - flimmern

  - Hyposystolie, elektromechanische Dissoziation/Entkopplung, pulslose elektrische Aktivität, weak action

  - Asystolie

  s. **Kardiopulmonale Reanimation** S. 33

THROMBOLYSE

Intravenöse Gabe von Medikamenten (z.B. r-tPA-Actilyse®; Streptokinase, Urokinase®) zum Auflösen von Blutgerinnseln in den Herzkranzgefäßen.

- **Durchführung:** z.B Liquemin® 5000 i.E.,
  z.B Aspisol® 500 mg
  z.B Actilyse® 10 mg als Bolus
  dann 50 mg über 60 min
  dann 10 mg über 30 min

- **Indikation: Herzinfarkt**
  1. Typische Symptomatik, z. B. nitroresistenter Brustschmerz und
  2. Typische Veränderungen im 12-Kanal-EKG (ST-Hebung in mindestens 2 Extremitätenableitungen > 1 mm, in 2 Brustwandableitungen > 2 mm)
  3. Beginn der Beschwerden in den letzten 4 – 6 Stunden
  4. Alter unter 75 Jahre

- **Indikation: Lungenembolie**
  1. Tachypnoe, Zyanose
  2. Herzrhythmusstörungen
  3. Blutdruckabfall

- **Kontraindikationen:**
  Verdacht auf Aortendissektion
  Blutungsneigung, z. B. Marcumar®-Behandlung
  Blutdruck, trotz Behandlung, > 200/115 mm Hg
  Kardio-pulmonale Reanimation über längere Zeit (mit Verdacht auf Verletzungen)
  Zentralvenöse Katheter-Einlage
  Unfall, Operation, Entbindung (in den letzten Wochen), Schwangerschaft
  Magen-, Zwölffingerdarmgeschwür (in den letzten Monaten)
  Ungeklärte Kopfschmerzen
  Chronische Entzündungen, z. B. des Herzens, der Bauchspeicheldrüse
  Tumorleiden

RAUM FÜR PERSÖNLICHE ERGÄNZUNGEN

HERZINFARKT

S.a. (Links-) Herzinsuffizienz S. 85, Lungenödem S. 87
und kardiogener Schock S. 89

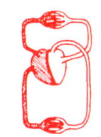

Angaben:
- *Atemnot,* Angst, Übelkeit, *Engegefühl* in der Brust, *drückender Schmerz* in der *Herzgegend*, ausstrahlend in Arm, Hals, Rücken oder Bauch.
- Unruhe
- Fahle, blasse Haut
- evtl. Zyanose
- evtl. gestaute Halsvenen (kardiogener Schock)

- evtl. Rasselgeräusche (Lungenödem)

- kühle, feuchte Extremitäten
- Puls bradykard, tachykard und/oder arrhythmisch
- Schwitzen

- Sauerstoffsättigung vermindert
- evtl. Blutdruckabfall

Maßnahmen:
RS/RA:
- Beruhigung
- Lagerung
- Patient darf nicht umhergehen
- Sauerstoffgabe, ggf. Beatmung
- Wärmeerhaltung
- Ständige Puls-, RR- und EKG-Überwachung
- venöser Zugang – langsame Ringer-Laktat-Infusion

NA:
- körperliche Untersuchung
- Medikamente:
    - Herzentlastung   z.B. Nitrolingual®-Spray (2 – 4 Hübe)
    - Sedierung   z.B. Psyquil® (5 – 10 mg)
    - Schmerzbekämpfung   z.B. Aspisol® (500 mg)
    - evtl. Blutgerinnungshemmung z.B. Liquemin®(5000 -10 000 I.E.)
    - Frequenzsteigerung   z.B. Atropin (0,5 - 1 mg)
    - Extrasystolie   z.B. Xylocain® (100 mg)

Merke:
- Keine i.m.-Injektionen (bevorstehende Lysebehandlung?)
- Gefahr der Nitrolingualgabe: Blutdruckabfall, deshalb nur bei RR über 90 mm Hg systolisch und normaler Herzfrequenz anwenden
- Günstig ist die kontinuierliche Nitratzufuhr mittels Spritzenpumpe (2 -6 mg/Stunde)
- Xylocain nur bei gehäuften (> 6/min), polymorphen und Salven von Extrasystolen anwenden
- Angina-pectoris-Anfall: Symptome wie Herzinfarkt. Rückbildung spontan oder nach Nitrogabe. Unbedingt klinische Ahklärung, Behandlung ansonsten wie beim Herzinfarkt.

RAUM FÜR PERSÖNLICHE ERGÄNZUNGEN

(LINKS-) HERZINSUFFIZIENZ

S.a. Lungenödem S. 87 und kardiogener Schock S. 89

- Akute Leistungsminderung des Herzens mit drohendem Vorwärtsversagen (Blutdruckabfall, Schockzeichen) und drohendem Rückwärtsversagen (Lungenödem).

Angaben:
- *Atemnot,* Angst, Schwächegefühl
- Unruhe
- schnelle Atmung
- gestaute Halsvenen
- Blässe, evtl. Zyanose
- evtl. Bewußtseinsstörung

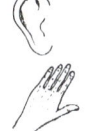

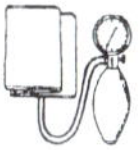

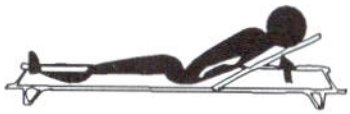

- *feine Rasselgeräusche* (Lungenödem), mit dem Stethoskop hörbar

- Puls evtl. tachykard, bradykard, arrhythmisch
- kühle, evtl. feuchte Extremitäten
- evtl. Ödeme

- Sauerstoffsättigung vermindert
- evtl. Blutdruckabfall

Maßnahmen:
RS/RA:
- Beruhigung
- Lagerung ⟶
- Sauerstoffgabe, ggf. Beatmung
- evtl. unblutiger Aderlaß (s.S. 30)
- Wärmeerhaltung
- Ständige Puls-, RR- und EKG-Überwachung
- venöser Zugang – langsame Ringer-Laktat-Infusion

NA:
- Körperliche Untersuchung
- Medikamente:
  - Herzentlastung ⟶ z.B. Nitrolingual®-Spray (2 – 4 Hübe)
  - Ausschwemmung ⟶ z.B. Lasix® (20 – 40 mg)
  - evtl. Sedierung ⟶ z.B. Valium® (5 – 10 mg)
  - ggf. Behandlung der Rhythmusstörungen s.S. 76
  - evtl. Flüssigkeitszufuhr (Vorsicht!) z.B. Ringer-Laktat (100 – 250 ml)

Merke: Abgesehen von der Lungenembolie und evtl. dem schweren Asthma bronchiale spielt die *Rechts-* Herzinsuffizienz in der Notfallmedizin keine Rolle.

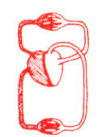

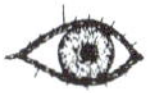

RAUM FÜR PERSÖNLICHE ERGÄNZUNGEN

(KARDIALES) LUNGENÖDEM

S.a. (Links-)Herzinsuffizienz S. 85, kardiogener Schock S. 89

- Durch akute Minderleistung der linken Herzkammer Austritt von Flüssigkeit aus den Gefäßen der Lungenstrombahn, sog. Rückwärtsversagen.

Angaben:
- Angst, *Atemnot,*
- Unruhe
- Blässe, evtl. Zyanose
- aufrechter Oberkörper
- *Einsatz der Atemhilfsmuskulatur*
- evtl. Austritt von fleischwasserfarbigem Schaum aus dem Mund (schwerste Form)

- *Brodeln und feine Rasselgeräusche* bei Ein- und Ausatmung
- evtl. spastische Atemgeräusche

- feuchte und kühle Haut
- Puls tachykard, evtl. arrhythmisch

- Sauerstoffsättigung vermindert
- Blutdruckanstieg, später Blutdruckabfall

Maßnahmen:
RS/RA:
- Beruhigung
- Lagerung ⟶
- Sauerstoffgabe, ggf. Beatmung
- unblutiger Aderlaß (s.S. 30)
- Wärmeerhaltung
- Ständige Puls-, RR- und EKG-Überwachung
- venöser Zugang – langsame Ringer-Laktat-Infusion

NA:
- Körperliche Untersuchung
  evtl. Intubation + PEEP-Beatmung (5 cm H_2O)
- Medikamente:
  - Herzentlastung ⟶ z.B. Nitrolingual®-Spray (2 – 4 Hübe)
  - Ausschwemmung ⟶ Lasix® (20 – 60 mg)
  - Sedierung ⟶ z.B. Valium® (5 – 10 mg)
    z.B. Morphin (2,5 – 5 mg)

Merke:
Während das (häufige) kardiale Lungenödem durch eine akute (Links-)Herzinsuffizienz bedingt ist, tritt das (seltene) toxische Lungenödem nach Inhalation von Reizgasen auf (s.S. 179)

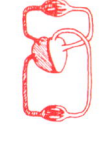

RAUM FÜR PERSÖNLICHE ERGÄNZUNGEN

KARDIOGENER SCHOCK

S.a. (Links-)Herzinsuffizienz S. 85, Lungenödem S. 87

- Kreislaufinsuffizienz durch Pumpversagen des Herzens (z.B. nach Herzinfarkt), sog. Vorwärtsversagen.

Angaben:
- Angst, *Atemnot*, Schmerzen im Brustraum
- Bewußtseinsstörung bis Bewußtlosigkeit
- Blässe bis Zyanose
- *gestaute Halsvenen*

- *Puls* evtl. tachykard, bradykard, *arrhythmisch*, zentralisiert
- kaltschweißig
- Nagelbettfüllung verlangsamt

- Sauerstoffsättigung vermindert
- Blutdruck erniedrigt bis nicht mehr meßbar
- EKG
  - Rhythmusstörungen
  - Infarktzeichen

Maßnahmen:
RS/RA:
- Beruhigung
- Lagerung ⟶
- Sauerstoffgabe, ggf. Beatmung
- Wärmeerhaltung
- ständige Puls-, RR- und EKG-Überwachung
- venöser Zugang – langsame Ringer-Laktat-Infusion

NA:
- Körperliche Untersuchung
- ggf. Intubation und Beatmung
- Medikamente:
  - Herzentlastung ⟶ z.B. Nitrolingual®-Spray (1 – 2 Hübe)
  - Herzkraftsteigerung z.B. Dopamin (5 - 15 µg/kgKG x min)
  - Bradyarrhythmie ⟶ z.B. Atropin (0,05 – 0,1 mg)
    z.B. Suprarenin® (0,05 – 0,1 mg)
  - Extrasystolie ⟶ z.B. Xylocain® (50 mg)
  - Schmerzbekämpfung z.B. Morphin (2,5 – 5 mg)
  - Ausschwemmung ⟶ z.B. Lasix® (20 – 40 mg)

Merke:
- Bei kardiogenem Schock *keine* Schocklagerung durchführen (Verschlechterung).

- Bei der Behandlung des kardiogenen Schocks mit Dobutrex® kann es bei Blutdruckwerten unter 80 mm Hg systolisch zu einem weiteren Abfall des Blutdruckes kommen, der die Gabe von Dopamin (zusätzlich) erforderlich macht.

SCHOCK

Ursachen und Formen:
- Absoluter Volumenmangel - Blutmenge vermindert
  Blut-, Plasma-, Flüssigkeitsverluste
- Relativer Volumenmangel - Blutverteilung gestört
  Anaphylaktisches-, Toxisches-, Septisches Geschehen
- Kardiogener Schock - Pumpversagen
  Herzrhythmusstörungen, Herzmuskelinsuffizienz
- Sondersituation
  Herzbeuteltamponade, Lungenembolie

Ablauf:
- Abfall des Herzzeitvolumens →
- Kompensatorische Gegenregulation →
- Störung der Makro- und Mikrozirkulation →
- Dekompensation des Kreislaufs in Abschnitten, später insgesamt →
- Organversagen, Tod

Maßnahmen; allgemein, spezifisch:
- Lagerung, Sauerstoffgabe, ggf. Intubation, Beatmung
- (mehrere) venöse Zugänge, Wärmeerhaltung, Sedierung, Schmerzbekämpfung
- Überwachung: Bewußtseinslage, Puls, Blutdruck, EKG

- Absoluter Volumenmangel: Blutstillung, Schocklage, Volumenersatz,
  Typischer Fehler der Infusionstherapie: zu wenig, zu spät
- Relativer Volumenmangel: Adrenalin, Dopamin, Volumengabe
- Pumpversagen: Normalisierung des Herzrhythmus, Ausschluß eines Volumenmangels, Dopamin, evtl. Nitrolingual®

DIFFERENTIALDIAGNOSE

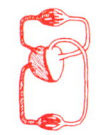

Volumenmangelschock		**Kardiogener Schock**
Blut/Plasma/Wasser- + Elektrolytverluste	← **Ursache** →	Hypertonus, Herz- oder Koronarinsuffizienz, Infarkt, Herzrhythmusstörungen
Blässe, kalte Extremitäten, kaltschweißige Haut, Zentralisation, »fehlende Venenfüllung«	← **Klinisches Bild** →	Blässe bis Zyanose, häufig sitzend anzutreffen, Angst, Atemnot, gestaute Halsvenen
Blutdruck erniedrigt, Puls beschleunigt	← **Einfache Kreislaufgrößen** →	Blutdruck erniedrigt, Puls beschleunigt, arrhythmisch, evtl. Pulsdefizit
Zentraler Venendruck erniedrigt		Zentraler Venendruck erhöht
Sinustachykardie	← **EKG** →	Rhythmusstörungen, Infarktzeichen

SCHWEREGRADE DES VOLUMENMANGELSCHOCKS

Verlust

- bis 25 % des Blutvolumens — leichter Schockzustand: Lagerung, Infusion erforderlich
- bis 33 % des Blutvolumens — mäßiger Schockzustand: Volumenersatz erforderlich
- bis 40 % des Blutvolumens — schwerer Schockzustand: Massive Infusionstherapie erforderlich
- über 40 % des Blutvolumens — Reanimationsbedürftiger Zustand

Normales Blutvolumen: ca. 8 % des Körpergewichtes

RAUM FÜR PERSÖNLICHE ERGÄNZUNGEN

VOLUMENMANGELSCHOCK

- Kreislaufinsuffizienz durch Verlust (über 1000 – 1500 ml) von Blut, Plasma oder Serum. Ursache: Blutung (äußere, innere) Flüssigkeitsverluste (Durchfälle, Erbrechen), Verbrennung.

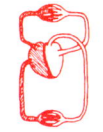

- Unruhe
- *Blässe* bis Zyanose
- Bewußtseinsstörung bis Bewußtlosigkeit
- Venenfüllung vermindert
- Frösteln

- *Puls tachykard, kaum tastbar*
- kalte Extremitäten
- kalter Schweiß
- Nagelbettprobe: verlangsamte Füllung, > 2 Sek. verzögert

- Blutdruckamplitude vermindert
- *Blutdruckabfall*

Maßnahmen:
RS/RA:

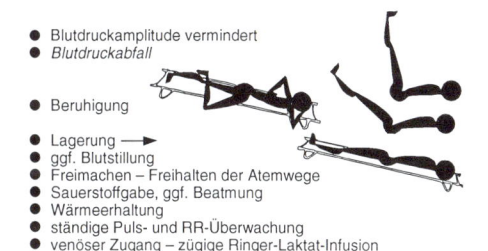

- Beruhigung

- Lagerung ⟶
- ggf. Blutstillung
- Freimachen – Freihalten der Atemwege
- Sauerstoffgabe, ggf. Beatmung
- Wärmeerhaltung
- ständige Puls- und RR-Überwachung
- venöser Zugang – zügige Ringer-Laktat-Infusion

NA:

- körperliche Untersuchung
- Schaffung großlumiger venöser Zugänge
- Volumenersatz ⟶ z.B. HÄS 200 (6 %) (1000 – 2000 ml), ggf. Druckinfusion
- ggf. Intubation und Beatmung (100 % O_2)
- Medikamente:
  - Sedierung ⟶ z.B. Valium* (5 – 10 mg)
  - Schmerzbekämpfung ⟶ z.B. Morphin (5 – 10 mg)
  - ggf. Narkoseeinleitung ⟶ z.B. Ketanest* (0,5 – 1 mg/kg KG)
- Kreuzblutabnahme

Merke:

- Bei großem Blutverlust bereits am Notfallort Kreuzblut entnehmen und z.B. mit NEF zur Blutzentrale bringen.

- Der begündete Verdacht auf eine intraabdominelle Blutung (z.B. Milzruptur) ist eine der wenigen Indikationen für einen Transport mit Sondersignal.

RAUM FÜR PERSÖNLICHE ERGÄNZUNGEN

ANAPHYLAKTISCHER SCHOCK

Schweregrad	Klinische Symptome	Maßnahmen RS/RA	Maßnahmen Notarzt
I	*Hautreaktionen* • Ödeme • Quaddeln • Rötung • Juckreiz	• Infusionswechsel (falls Ursache) • Beruhigung • Sauerstoffgabe	• Venöser Zugang, Infusion *Antihistaminika* z.B. Fenistil® (5 ml)
II	• Tachykardie • *Blutdruckabfall* • Übelkeit, Erbrechen • Atemnot	• Schocklagerung • Hilfe beim Erbrechen • venöser Zugang • Infusion	zusätzlich: • *Kortikosteroide*, z.B. Solu Decortin® H (250 mg)
III	• Schock • Bronchospasmus	• evtl. Beatmung	• Adrenalin (verdünnt) 1 ml Suprarenin® + 9 ml NaCl 0,9% 0,05 – 0,1 mg i.v., evtl. wiederholen • Bronchialerweiterung, z.B. Euphyllin® (200 - 400 mg) • Infusion, z.B. Humanalbumin 5%, Ringer-Laktat • Intubation
IV	• *Atem- und Kreislaufstillstand*	• kardio-pulmonale Reanimation • Vorbereiten der Medikamente und Hilfsmittel	• Fenistil (0,1mg/kg KG) • Tagamet (5mg/kg KG) • Solu Decortin H (1mg/kg KG)
Prophylaxe	bei Hinweisen auf Überempfindlichkeiten	mindestens 30 Min. vor Exposition	

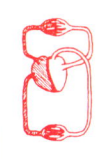

RAUM FÜR PERSÖNLICHE ERGÄNZUNGEN

VASOVAGALE SYNKOPE

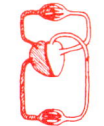

S.a. Hitzeohnmacht S. 205

- Kurzzeitige Bewußtlosigkeit durch Blutverteilungstörung. Ausgelöst durch Schmerz, Angst, Schreck (meist jüngere Patienten, Frauen).

Angaben:
- Schwindel, Übelkeit, *Schwarzwerden vor Augen*
- kurzzeitige Bewußtlosigkeit
- Blässe
- Schweiß auf der Stirn

- Schwitzen
- *Puls* bradykard

- Blutdruckabfall

Maßnahmen:
RS/RA:
- Beruhigung
- Lagerung ⟶

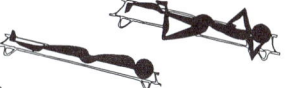

- evtl. Sauerstoffgabe
- Wärmeerhaltung
- Ständige Puls- und RR-Überwachung

NA:
- Körperliche und neurologische Untersuchung

- venöser Zugang
- Medikamente:
  - Blutdrucksteigerung ⟶ z.B. Akrinor® (0,5 – 1 ml)
  - Herzfrequenzsteigerung ⟶ z.B. Atropin (0,5 – 1 mg)
  - evtl. Infusion ⟶ z.B. Ringer-Laktat

Merke:

Zustand meist durch Lagerung und Aufklärung des Patienten alleine beherrschbar. Ggf. weitere Behandlung durch Hausarzt.

RAUM FÜR PERSÖNLICHE ERGÄNZUNGEN

HYPERTENSIVE KRISE

S.a. Schlaganfall S. 53, Herzinfarkt S. 83,
(Links-)Herzinsuffizienz S. 85, Lungenödem S. 87

- Blutdruckanstieg über 115 mmHg diastolisch bei meist bekannter Hypertonie mit Zeichen der Organschädigung (Gehirn, Herz, Niere).

Angaben:
- Kopfschmerzen, Sehstörungen, Schwindel, Ohrensausen, Übelkeit, Herzklopfen, Atemnot, Brustschmerz
- Unruhe
- Bewußtseinsstörung bis Bewußtlosigkeit
- Kopf gerötet, Schwitzen
- evtl. Krämpfe

- *Blutdruckerhöhung über 220 mm Hg systolisch*
- Puls tachykard
- evtl. Rasselgeräusche

Maßnahmen:
RS/RA:
- Beruhigung
- Lagerung ⟶
- Freimachen – Freihalten der Atemwege
- Sauerstoffgabe, ggf. Beatmung
- Wärmeerhaltung
- Ständige Puls-, RR- und EKG-Überwachung
- Venöser Zugang – langsame Ringer-Laktat-Infusion

NA:
- Körperliche und neurologische Untersuchung
- Medikamente:
  - Blutdrucksenkung z.B. Adalat® (1–2 Kapseln)
    z.B. Nitrolingual - Spray® (2–4 Hübe)
    z.B. Ebrantil® (10–50 mg)
  - Sedierung ⟶ z.B. Valium® (5–10 mg)
  - Ausschwemmung z.B. Lasix® (20–40 mg)

Merke:
- Die Gefahr der hypertonen Krise liegt in der Möglichkeit von Hirnblutungen, akutem Herzversagen (Linksherzinsuffizienz, Lungenödem), Angina pectoris und Herzinfarkt.

- Ziel der Erstbehandlung ist die Vermeidung hypertensiver Komplikationen (Angina pectoris, Lungenödem, Hirnblutung)

- Bei eingetretener Bewußtseinsstörung keine Substanzen mit hirndrucksteigernder Wirkung (z. B. Nitrolingual-Spray®) einsetzen.

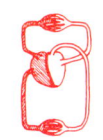

RAUM FÜR PERSÖNLICHE ERGÄNZUNGEN

LUNGENEMBOLIE

S.a. Herzinfarkt S. 83, (Links-)Herzinsuffizienz S. 85 und
Lungenödem S. 87

- Verschluß der Lungenschlagader oder ihrer Äste durch einen Thrombus (meist aus Becken- oder Beinvenen).

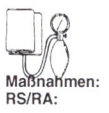

Angaben:
- Schmerz und Engegefühl im Brustkorb, plötzliche *Atemnot*, Schwindel, Angst, Hustenreiz, evtl. Bluthusten
- Unruhe
- Bewußtseinsstörung bis Bewußtlosigkeit
- *Zyanose*, evtl. Blässe
- schnelle, *flache Atmung*
- evtl. gestaute Halsvenen

- feuchte, kühle Extremitäten
- Schweißausbruch
- Puls tachykard, evtl. Kreislaufstillstand

- Sauerstoffsättigung stark vermindert
- Blutdruckabfall

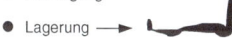

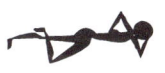

Maßnahmen:
RS/RA:
- Beruhigung
- Lagerung →

- Freimachen – Freihalten der Atemwege
- Sauerstoffgabe, ggf. Beatmung
- Wärmeerhaltung
- Ständige Puls-, RR- und EKG-Überwachung
- Venöser Zugang – langsame Ringer-Laktat-Infusion

NA:
- Körperliche Untersuchung
- Medikamente:
  - Sedierung ────→ z.B. Valium® (5 – 10 mg)
  - Schmerzbekämpfung z.B. Morphin (2,5 – 5 mg)
  - Herzentlastung ──→ z.B. Nitrolingual®-Spray (1 – 2 Hübe)
  - Herzkraftsteigerung ► z.B. Dopamin (10 - 15 µg/kg KG x min)
  - Blutgerinnungs- ──→ z. B. Liquemin® (5.000 – 10.000 I.E.)
    hemmung z. B Aspisol® (500 mg)
  - Lysebehandlung ──→ z.B. Actilyse® (100 mg)
  - ggf. Intubation und Beatmung (100 % O_2), evtl. PEEP (5 cm H_2O)

Merke:
- Bei ausgeprägter Zyanose, die sich trotz einwandfreier Beatmung (100 % O_2) nicht bessert: Immer Verdacht auf Lungenembolie.
- Keine i.m.-Injektionen (bevorstehende Lysebehandlung?).

RAUM FÜR PERSÖNLICHE ERGÄNZUNGEN

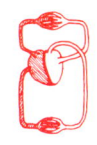

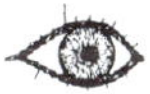

AKUTER PERIPHERER ARTERIENVERSCHLUSS

S.a. Schlaganfall S. 53

- Verschluß einer Extremitätenarterie durch einen Embolus (z.B. aus dem Herzen). Im Bereich von Hirnarterien kommt es zum Bild des apoplektischen Insultes.

Angaben:
- Plötzliche *Schmerzen,* Gefühlsstörungen, Lähmungserscheinungen, Schmerzlinderung bei Tieflagerung
- evtl. Bewußtseinsstörung bis Bewußtlosigkeit
- *Blässe,* später marmoriert
- fehlende Venenfüllung bei Tieflagerung

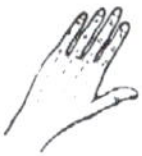

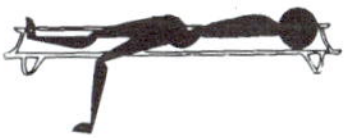

- Puls tachykard, evtl. arrhythmisch
- *Fehlen des peripheren Pulses an der betroffenen Extremität*
- Lähmungen
- kühle Haut

Maßnahmen:
RS/RA:
- Beruhigung

- Lagerung ⟶
- Ruhigstellung
- Extremität umpolstern
- Wärmeerhaltung
- Venöser Zugang – Ringer-Laktat-Infusion

NA:
- Körperliche und neurologische Untersuchung
- Medikamente:
  - Schmerzbekämpfung ⟶ z.B. Morphin (– 10 mg)
  - Sedierung ⟶ z.B. Valium® (5 – 10 mg)
  - evtl. Gerinnungshemmung ⟶ z.B. Liquemin® (5.000 – 10.000 I.E.) z.B. Aspisol® (500 mg)

Merke:
- Kein venöser Zugang an der betroffenen Extremität

- Während Verschlüsse von Extremitätenarterien bzw. zum Kopf führenden Gefäßen relativ leicht erkannt werden können, sind Embolien in Arterien von inneren Organen viel schwieriger zu diagnostizieren (s.a. Akutes Abdomen S. 135).

- Einen Sonderfall eines arteriellen Gefäßnotfalles stellt das rupturierende Aortenaneurysma im Brust- oder Bauchraum dar. Es kann spontan (Atherosklerose) oder nach Unfall (Thorax-/Abdominal Trauma) entstehen. Durch großen Blutverlust innerhalb kurzer Zeit kommt es, meist nach anfänglichem Blutdruckanstieg und unter Schmerzen, schnell zum Volumenmangelschock.

RAUM FÜR PERSÖNLICHE ERGÄNZUNGEN

AKUTER PERIPHERER VENENVERSCHLUSS

- Plötzlicher Verschluß einer Extremitätenvene durch einen Thrombus, meist Beine betroffen.

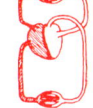

Angaben:
- plötzliche Schmerzen, *Druckgefühl*, Schmerzlinderung bei Hochlagerung

- Rötung
- Schwellung
- *Zyanose*
- pralle Venenfüllung

- Druckschmerzhaftigkeit
- Fußsohlendruckschmerz
- *Puls an der Extremität tastbar*
- warme Haut
- evtl. Lähmungserscheinungen

Maßnahmen:
RS/RA:
- Beruhigung

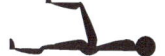

- Lagerung ⟶
- Ruhigstellung
- evtl. Extremität mit elastischen Binden auswickeln
- Wärmeerhaltung
- Venöser Zugang – Ringer-Laktat-Infusion

NA:
- Körperliche Untersuchung
- Medikamente:
  - Schmerzbekämpfung ⟶ z.B. Morphin (5 – 10 mg)
    z.B. Aspisol® (500 mg)
  - Sedierung ⟶ z.B. Valium® (5 – 10 mg)
  - Blutgerinnungshemmung ⟶ z.B. Liquemin® (10.000 – 15.000 I.E.)

Merke:
- Während der Verschluß einer oberflächlichen Vene meist folgenlos bleibt, droht bei Thrombosen tiefer venöser Gefäße eine Thrombusverschleppung (Lungenembolie).

RAUM FÜR PERSÖNLICHE ERGÄNZUNGEN

NOTFÄLLE – Wasser-Elektrolyt/Säure-Basen-Haushalt

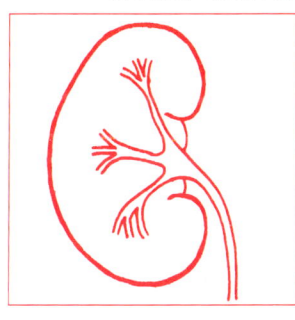

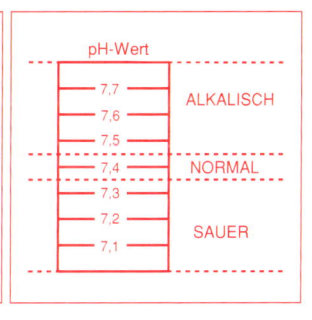

- Störungen Wasser-Elektrolyt-Haushalt — Seite 109
- Differentialdiagnose — Seite 111
- Störungen Säure-Basen-Haushalt — Seite 113
- Differentialdiagnose — Seite 115

Siehe auch:
- **Erstuntersuchung** — Seite 14
- **Allgemeine Maßnahmen** — Seite 21
- **Kardio-pulmonale Reanimation** — Seite 33
- **Koma diabetikum** — Seite 59
- **Hyperventilationstetanie** — Seite 71
- **Volumenmangelschock** — Seite 93
- **Krampfanfall (Kinder)** — Seite 169
- **Hitzeerschöpfung** — Seite 207

RAUM FÜR PERSÖNLICHE ERGÄNZUNGEN

STÖRUNGEN IM WASSER-ELEKTROLYT-HAUSHALT

S.a. Störungen Säure-Basen-Haushalt S. 113
Krampfanfall (Kinder) S. 169 und Koma diabetikum S. 59

- Insbesondere Säuglinge, Kinder sowie alte Menschen gefährdet

- Wasser- und Elektrolytmangelzustände durch:
  Erbrechen, Durchfälle (z.B. Magen-Darm-Infektionen),
  verstärktes Schwitzen (z.B. Hitze, Fieber),
  Verschiebung im Körper (z.B. Darmverschluß),
  überschießende Ausscheidung (z.B. Medikamente, Diabetes mellitus,
  Diabetes insipidus).

Angaben:
- Schwächegefühl, Durst, Übelkeit
- Unruhe
- evtl. Bewußtseinsstörung bis Bewußtlosigkeit
- *trockene Haut und Schleimhäute*
- fehlende Halsvenenfüllung

- Puls tachykard, kaum tastbar
- *herabgesetzter Hautturgor*

- evtl. Blutdruckabfall

Maßnahmen:
RS/RA:
- Beruhigung
- Lagerung →
- Freimachen – Freihalten der Atemwege
- Sauerstoffgabe, ggf. Beatmung
- evtl. Elektrolytlimonade trinken lasssen
- Wärmeerhaltung
- ständige Puls- und RR-Überwachung
- venöser Zugang - Ringer-Laktat-Infusion

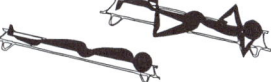

NA:
- körperliche Untersuchung
- ggf. Volumenersatz ──→ z.B. Ringer-Laktat
  evtl. HÄS 200 (6 %)
- Medikamente:
  - Sedierung ──→ z.B. Valium* (5 – 10 mg)

Merke: Anders als Flüssigkeitsmangelzustände sind akute Notfälle durch Überwässerung selten und sollten entsprechend der Ursache (z.B. Herzinsuffizienz) behandelt werden.

RAUM FÜR PERSÖNLICHE ERGÄNZUNGEN

STÖRUNGEN IM WASSER-ELEKTROLYT-HAUSHALT

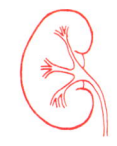

	Ursache	Elektrolyte im Serum	HK	ZVD	Maßnahmen
Normal	–	* siehe unten	40 – 50	3 – 6 cm H$_2$O	–
Hypotone Dehydratation	z.B. Medikamente	↓	↑	↓	Infusion, z.B. Ringer-Laktat
Isotone Dehydratation	z.B. Durchfall	normal	↑	↓	Infusion, z.B. Ringer-Laktat
Hypertone Dehydratation	z.B. Erbrechen	↑	↑	↓	Infusion, z.B. Ringer-Laktat
Hypotone Hyperhydratation	z.B. Süßwassertrinken	↓	↓	↑	Infusion, z.B. Ringer-Laktat + Diuretika, z.B. Lasix®
Isotone Hyperhydratation	z.B. Herzinsuffizienz	normal	↓	↑	Diuretika, z.B. Lasix®
Hypertone Hyperhydratation	z.B. im Meer Ertrinkender	↑	↓	↑	Diuretika, z.B. Lasix® + Ringer-Laktat

* Natrium, Kalium, Calcium, Magnesium, Chlor.

Hypoton: Elektrolytkonzentration erniedrigt

Isoton: Elektrolytkonzentration normal

Hyperton: Elektrolytkonzentration erhöht

Dehydratation: Wassergehalt erniedrigt

Hyperhydratation: Wassergehalt erhöht

Hk (Hämatokrit): Anteil der Blutzellen am Gesamtblut

ZVD: Zentraler Venendruck (»Venenfüllung«)

RAUM FÜR PERSÖNLICHE ERGÄNZUNGEN

STÖRUNGEN DES SÄURE-BASEN-HAUSHALTES

S.a. Störungen des Wasser-Elektrolyt-Haushaltes S. 109,
Kardio-pulmonale Reanimation S. 33

Ursachen:	Atemstörung (s.S. 65), Herz-Kreislaufstörung (s.S. 73), Nierenfunktionsstörung, diabetische Entgleisung (s.S. 59) und Vergiftungen (s.S. 173).
Azidose:	Blut-pH unter 7,35

- Unruhe
- Atemnot
- Bewußtseinsstörung bis Bewußtlosigkeit
- Blässe, evtl. Zyanose
- evtl. vertiefte (Azidose-)Atmung (Kußmaulsche Atmung)
- evtl. Krämpfe
- evtl. zusätzliche Störungen im Wasser-Elektrolyt-Haushalt

- Puls evtl. tachykard, bradykard, arrhythmisch
- Schwitzen
- evtl. Acetongeruch der Ausatemluft

- Blutdruckabfall

Maßnahmen:
RS/RA:
- Beruhigung
- Lagerung →

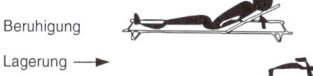

- Freimachen – Freihalten der Atemwege
- Sauerstoffgabe, ggf. Beatmung
- Wärmeerhaltung
- ständige Puls- und RR-Überwachung
- venöser Zugang – Ringer-Laktat-Infusion

NA:
- Körperliche Untersuchung
- Medikamente:
  - ggf. Volumenersatz → z.B. Ringer-Laktat (500 – 1000 ml)
  - Sedierung → z.B. Valium® (5 – 10 mg)
  - Azidoseausgleich (außerklinisch): Nur bei Kreislaufstillstand

Merke:
- Abgesehen von der Hyperventilationstetanie und sehr seltenen Krankheitszuständen (z.B. langwieriges, massives Erbrechen bei Kleinkindern) spielen Alkalosen (Blut-pH über 7,45) in der Notfallmedizin keine Rolle.

RAUM FÜR PERSÖNLICHE ERGÄNZUNGEN

STÖRUNGEN DES SÄURE-BASEN-HAUSHALTES

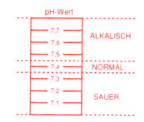

	Ursache	pH	pCO$_2$	BE	Maßnahmen
Normal	–	7,35 – 7,45	35 – 45	(-3) – (+3)	–
Respiratorische Alkalose	z.B. Hyperventilation	normal bis ↑	↓	normal bis ↑	Atemvolumen senken
Respiratorische Azidose	z.B. Ateminsuffizienz	normal bis ↓	↑	normal bis ↓	Atemvolumen steigern
Metabolische Alkalose	z.B. Erbrechen	normal bis ↑	normal bis ↑	↑	Chlorhaltige Infusion
Metabolische Azidose	z.B. Koma diabetikum, Schock	normal bis ↓	normal bis ↓	↓	Klinik: Gabe von NaHCO$_3$

pH-Wert: Säurewert (»Wasserstoff-(H)-Ionenkonzentration«)

Alkalose: Blut-pH über 7,45

Azidose: Blut-pH unter 7,35

respiratorisch: durch Atemstörung bedingt

pCO$_2$: Kohlendioxid-Partialdruck (»Menge«) im Blut

BE (base excess): Basenüberschuß (»alkalische Pufferreserve«)

In der Klinik:
→ Gezielte Korrektur der Störung (nach Laborwerten)
- *Respiratorische Störungen*
  → Atemvolumeneinstellung (Atemzugvolumen, -frequenz)
- *Metabolische Störungen:*
  Alkalosen → Arginin-Hydrochlorid (Arg-HCl)
  Azidosen → Natriumbicarbonat (NaHCO$_3$)

Jeweils nach der Formel:
ml Bedarf = kg KG x (-BE) x 0,3, wobei initial die Hälfte des berechneten Bedarfes zugeführt wird.

SCHEMA ZUR BEURTEILUNG DER SCHWERE DER BEEINTRÄCHTIGUNG DER VITALFUNKTIONEN DURCH EINE VERLETZUNG

Revised Trauma Score

1. Bewußtseinslage:

Augen öffnen:
- spontan — 4 Punkte
- auf Ansprache — 3 Punkte
- auf Schmerzreiz — 2 Punkte
- überhaupt nicht — 1 Punkt

Worte:
- spricht orientiert } Kinder: verständlich } — 5 Punkte
- verwirrt — 4 Punkte
- einzelne Worte — 3 Punkte
- unverständliche Laute } Kinder: nur Schreien } — 2 Punkte
- keine — 1 Punkt

Bewegungen:
- befolgt Anweisungen — 6 Punkte
- gezielte Schmerzreaktion — 5 Punkte
- ungezielte Schmerzreaktion — 4 Punkte
- Beugemechanismus — 3 Punkte
- Streckmechanismen — 2 Punkte
- keine — 1 Punkt

2. Atmung

Atemfrequenz
- 10 – 24 Atemzüge/min. — 4 Punkte
- 25 – 35 Atemzüge/min. — 3 Punkte
- über 35 Atemzüge/min. — 2 Punkte
- unter 10 Atemzüge/min — 1 Punkt
- Atemstillstand — 0 Punkte

3. Kreislauf

Systolischer Blutdruck
- über 90 mm Hg — 4 Punkte
- 70 – 90 mm Hg — 3 Punkte
- 50 – 70 mm Hg — 2 Punkte
- unter 50 mm Hg — 1 Punkt
- Kreislaufstillstand — 0 Punkte

4. Beurteilung Summe der erreichten Punkte

NOTFÄLLE – Chirurgie

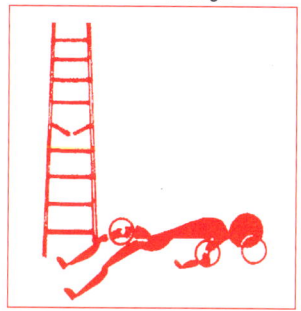

- Schema Hirnschädigung — Seite 118
- Schädel-Hirn-Trauma — Seite 119
- Blutung in das Schädelinnere — Seite 121
- Gesichtsschädeltrauma — Seite 123
- Wirbelsäulentrauma — Seite 125
- Thoraxtrauma — Seite 127
- Pneumothorax — Seite 129
- Differentialdiagnose — Seite 131
- Abdominaltrauma — Seite 133
- Urologische Notfälle — Seite 135/136
- Akutes Abdomen — Seite 135
- Orientierung Abdomen — Seite 137
- Magen-Darmblutung — Seite 139
- Extremitätentrauma — Seite 141
- Polytrauma — Seite 143

Siehe auch:
- Erstuntersuchung — Seite 14
- Allgemeine Maßnahmen — Seite 21, 38
- Aspiration — Seite 67
- Volumenmangelschock — Seite 199
- Säure-Laugen-Verätzung — Seite 199
- Verbrennung — Seite 215
- Augenverletzung — Seite 224
- Stromunfall — Seite 220

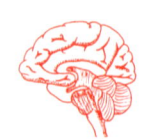

SCHEMA ZUR BEURTEILUNG DER BEWUSSTSEINSLAGE

Bewußtseinsklar: Ungestörte Wahrnehmung der Umgebung und prompte Reaktion auf äußere Reize

Bewußtseinsgetrübt: Verminderte Wahrnehmung der Umgebung, verlangsamte Reaktion, spontanes bzw. provoziertes Augenöffnen

Bewußtlos-komatös: Unerweckbar, Augen geschlossen, verminderte-aufgehobene Reaktion auf Schmerzreize

Koma-Stufe	Betroffenes Hirnareal	Reaktion auf Schmerzreize	Puppenkopf-Phänomen	Pupillen-weite	Lichtreaktion	Cornealreflex
I	Großhirn	erhalten	erhalten	eng	erhalten	erhalten
II	Großhirn	ungezielt, Beugen	(erhalten)	mittel	(erhalten)	erhalten
III	Mittelhirn	Streckkrämpfe	erloschen	(mittel)	(erhalten)	(erhalten)
IV	Stammhirn	keine	erloschen	weit	erloschen	erloschen

Merke:

- Entscheidend für die Beurteilung ist nicht ein einmalig festgestellter Befund, sondern die zeitliche Entwicklung von Störungen. Deshalb frühestmöglich einfache neurologische Erstuntersuchung (s.S. 15) und Dokumentation (Notfallprotokoll).

SKALA ZUR BEURTEILUNG DER PUPILLENWEITE

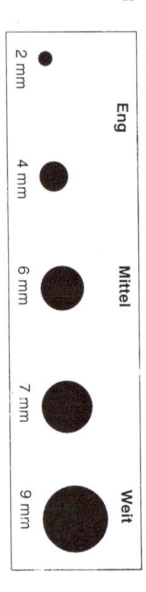

Eng		Mittel		Weit
2 mm	4 mm	6 mm	7 mm	9 mm

SCHÄDEL-HIRN-TRAUMA

Angaben:
- Kopfschmerz, Schwindel, Erinnerungslücke, evtl. Sehstörungen und Bewegungsstörungen, Übelkeit, Unfallmechanismus.

- Unruhe
- *Bewußtseinsstörungen* bis Bewußtlosigkeit
- evtl. Streck-, Beugekrämpfe
- Atemstörung bis Atemstillstand
- Pupillendifferenz, -erweiterung
- Blutung/Liquor aus Nase, Ohren und Mund

- Sprachstörungen

- Puls tachykard, evtl. arrhythmisch, bradykard (Druckpuls)
- evtl. Lähmungen

- Blutdruckanstieg   RR > 80 / 60

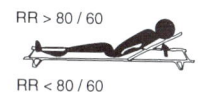

Maßnahmen:
RS/RA:
- Beruhigung   RR < 80 / 60

- Lagerung →
- Freimachen – Freihalten der Atemwege
- Sauerstoffgabe, ggf. Beatmung
- Blutstillung
- sterile Wundabdeckung – Verband
- Wärmeerhaltung
- ständige Atem-, Puls- und RR-Überwachung venöser Zugang – langsame Ringer-Laktat-Infusion

NA:
- körperliche und neurologische Untersuchung
- großzügige Indikation zur Intubation und Beatmung
- (Hyperventilation: AF 15 ml /kg KG x min.,100 % O_2)
- Medikamente:
  - Schmerzbekämpfung → z.B. Morphin (5 – 10 mg)
  - Sedierung → z.B. Valium® (5 – 10 mg)
  - Krampfdurchbrechung → z.B. Valium® (29 – 40 mg)
  - ggf. Narkoseeinleitung (Trapanal®) s.S. 40
    Blutdrucksteigerung z.B. Dopamin (5 - 10 μg / kg KG x min.)

Merke:
- Kontinuierliche Überwachung der Bewußtseinslage, um Veränderungen (z.B. Eintrübung) sofort zu erkennen.

Schweregrad des Schädel-Hirn-Traumas

Leichteres SHT 1. Grades (Commotio cerebri): Gehirnerschütterung, Bewußtlosigkeit unter 15 min keine Spätschäden

Mittelschweres SHT 2. Grades (Contusio cerebri): Gehirnprellung, Bewußtlosigkeit, unter Umständen kaum Spätschäden.

Schweres SHT 3. Grades (Compressio cerebri): Gehirnquetschung, Bewußtlosigkeit über 24 Stunden, Spätschäden.

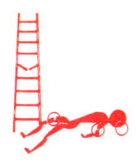

RAUM FÜR PERSÖNLICHE ERGÄNZUNGEN

BLUTUNG IN DAS SCHÄDELINNERE

- Durch äußere Gewalteinwirkung (z.B. SHT).
- Ohne äußere Gewalteinwirkung (z.B. angeborene Gefäßmißbildung).

Angaben:
- Kopfschmerzen, Schwindel, Übelkeit

- *Bewußtseinsstörung* bis Bewußtlosigkeit (evtl. nach anfänglicher Ansprechbarkeit)
- Atemstörung bis Atemstillstand
- *Pupillenveränderungen* (weit, Seitenunterschied, keine Lichtreaktion)
- Nackensteifigkeit
- evtl. Beuge-/Streck-Krämpfe
- evtl. Einnässen

- evtl. Lähmungen
- Puls tachykard, bradykard (Druckpuls)

- evtl. Blutdrucksteigerung

Maßnahmen:
RS/RA:
- Beruhigung

- Lagerung ⟶

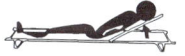

- Freimachen – Freihalten der Atemwege
- Sauerstoffgabe, ggf. Beatmung
- evtl. Wundverband
- Wärmeerhaltung
- ständige Atem-, Puls- und RR-Überwachung
- venöser Zugang – Ringer-Laktat-Infusion

NA:
- Körperliche und neurologische Untersuchung
- evtl. Intubation + Beatmung
- Medikamente:
  - Schmerzbekämpfung ⟶ z.B. Morphin (5 – 10 mg)
  - Sedierung ⟶ z.B. Valium® (5 – 10 mg)
  - Krampfdurchbrechung ⟶ z.B. Valium® (20 – 40 mg)
  - evtl. Narkoseeinleitung (z.B. Trapanal®) s.S. 40

Merke:
Die Gefahr der intrakraniellen Blutung liegt in der Hirneinklemmung mit endgültigem Atem- und Herzkreislaufstillstand.

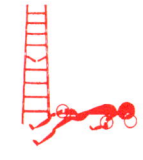

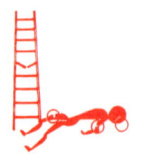

STARKE BLUTUNG AUS DER NASE

S.a. Schädel-Hirn-Trauma S. 119 + Gesichtsschädel-Trauma S. 123

Ursache: Meist Gefäßverletzung an der vorderen Nasenscheidewand

Maßnahmen:
RS/RA:
- Beruhigung
- Lagerung ⟶
- Nasenflügel zusammendrücken (lassen)
- nasse, kalte Wickel im Nacken
- ständige Atem-, Puls- und RR-Überwachung
- venöser Zugang - Ringer-Laktat-Infusion

NA:
- Körperliche Untersuchung - Blutungsstärke?
- ggf. Volumenersatz, z. B. HÄS 200
  Nasentamponade
- Medikamente:
  - ggf. Blutdrucksenkung ⟶ z.B. Ebrantil® (10 – 50 mg)
  - Sedierung ⟶ z.B. Valium® (5 – 10 mg)
- Im Extremfall: Ballontamponade
  Blasenkatheter durch die Nase einführen, im Rachen
  blocken, zurückziehen

Merke: Wegen der Gefahr des Volumenmangelschocks und des Aspirationsrisikos: Nicht unterschätzen

GESICHTSSCHÄDEL-TRAUMA

S.a. Schädel-Hirn-Trauma S. 119 + Augenverletzung S. 224

- Verletzungen von Weichteilen und Knochen im Gesichtsbereich.

Angaben:
- Schmerzen, evtl. Gefühlsstörungen, Unfallmechanismus
- evtl. Bewußtseinsstörung bis Bewußtlosigkeit
- Atemstörung
- *Verletzungen* im: Stirn-, Schläfen-, Nasenbein-, Augenbereich, Mund und Kiefer
- evtl. Knochensplitter
- evtl. lockere, ausgebrochene Zähne
- evtl. Atemnebengeräusch
- Puls tachykard
- Blutdruckabfall

Maßnahmen:
RS/RA:
- Beruhigung
- Lagerung →
- Freimachen – Freihalten der Atemwege
- Sauerstoffgabe, ggf. Beatmung
- Blutstillung
- sterile Wundabdeckung – Verband
- Wärmeerhaltung
- ständige Atem-, Puls- und RR-Überwachung
- venöser Zugang – Ringer-Laktat-Infusion

NA:
- großzügige Indikation zur Intubation und Beatmung (Aspirationsprophylaxe)
- ggf. Volumenersatz, z.B. HÄS 200 (500 – 1000 ml)
- Medikamente:
  - Schmerzbekämpfung → z.B. Morphin (5 – 10 mg)
  - Sedierung → z.B. Valium® (5 – 10 mg)
  - ggf. Narkoseeinleitung → s.S. 40

Merke:
- Bei Gesichtsverletzungen keine Magensonde, Absaugkatheter oder Wendltubus durch die Nase einführen: Verletzungsgefahr durch Abgleiten auf einen falschen Weg (Cohädolinneres).

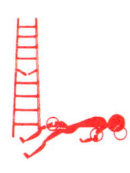

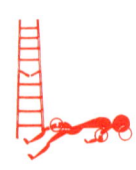

SCHEMA ZUR LOKALISATION EINER RÜCKENMARKSCHÄDIGUNG

Segmentale Nervenversorgung der Haut

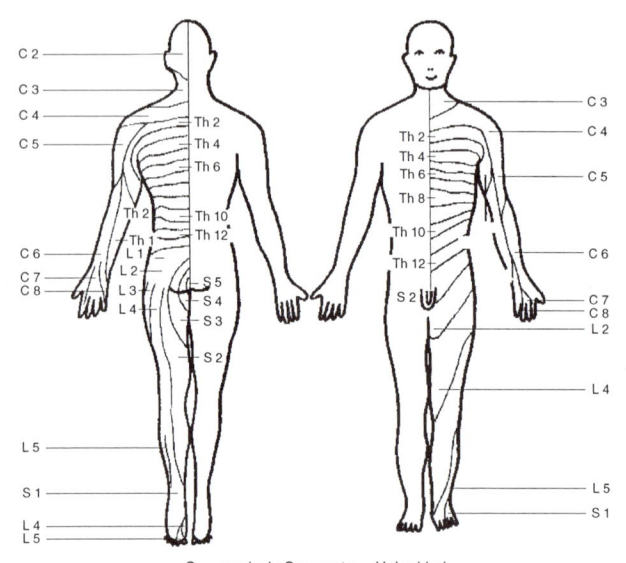

C = cervicale Segmente = Halswirbel
Th = thorakale Segmente = Brustwirbel
L = lumbale Segmente = Lendenwirbel
S = sacrale Segmente = Kreuzbein

Muskeleigenreflexe	Nervenwurzel	Leitsymptom
Bizepssehnenreflex	C5, C6,	Keine Beugung im Ellenbogen
Patellarsehnenreflex	L2, L3, L4,	Keine Streckung im Knie
Achillessehnenreflex	S1	Keine Streckung im Knöchel

WIRBELSÄULEN-TRAUMA

- Durch äußere Gewalteinwirkung Rückenmarksquetschung oder Durchtrennung mit unvollständigem bzw. vollständigem Querschnitt.

Angaben:
- Schmerz, Empfindungsstörungen, Ausfall der Fähigkeit zur aktiven Bewegung, meist der Beine (tiefer Querschnitt), Unfallmechanismus
- evtl. Bewußtseinsstörung bis Bewußtlosigkeit
- unwillkürlicher Harn- und Stuhlabgang
- keine Reaktion auf Schmerzreiz, keine Abwehrbewegungen
- *Bewegungsstörungen*

- Puls tachykard, evtl. bradykard (spinaler Schock)
- schlaffe Extremitäten (Lähmung)

- Blutdruckabfall

Maßnahmen:
RS/RA:
- Beruhigung
- keine unnötige Umlagerung
- Freimachen - Freihalten der Atemwege (keine Kopfüberstreckung)
- Sauerstoffgabe, ggf. Beatmung
- Ruhigstellung der Halswirbelsäule mit exakt passender Manschette
- Umlagerung mit Schaufeltrage oder mindestens 5 Helfern auf vorgeformte Vakuummatratze
- Wärmeerhaltung
- ständige Atem-, Puls- und RR-Überwachung
- venöser Zugang – Ringer-Laktat-Infusion
- besonders schonender Transport (z.B. Hubschrauber)

NA:
- Körperliche und neurologische Untersuchung
- ggf. Intubation und Beatmung
- ggf. Volumenersatz, z.B. HÄS 200 (500 – 1000 ml)
- Medikamente:
  - Ödemprophylaxe ⟶ z.B. Solu Decortin® H (30mg/kg KG, dann 5,4 mg/kg KG/Std. bzw. 2g initial, dann 350mg/Std.)
  - Schmerzbekämpfung ⟶ z.B. Morphin (5 – 10 mg)
  - Sedierung ⟶ z.B. Psyquil® (5 – 10 mg)

Merke:

- Jeder Bewußtlose (Unfallverletzte) muß so behandelt und transportiert werden, als ob ein Wirbelsäulentrauma vorliege (Halsmanschette).

- Bei jedem Unfallverletzten mit Nackenschmerzen und/oder neurologischen Störungen der Arme/Beine sollte die Halswirbelsäule ruhiggestellt werden.

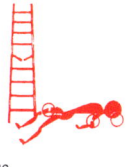

RAUM FÜR PERSÖNLICHE ERGÄNZUNGEN

THORAXTRAUMA

- Stumpfe (geschlossene) oder offene Verletzung des Thorax und seiner Organe.

Folgen: (Spannungs-)Pneumothorax (s.S. 131) Hämatothorax, Herzbeuteltamponade, Tracheal- oder Bronchusabriß, Aorteneinriß, Herzkontusion

Angaben:
- Atemnot, atemabhängiger Schmerz, ggf. Herzschmerz, Unfallmechanismus

- *schnelle, flache, evtl. paradoxe Atmung*
- (Blut-)Husten
- Blässe bis Zyanose
- evtl. prallgefüllte Halsvenen
- *Prellmarken, ggf. Wunde*

- evtl. Hautknistern
- evtl. einseitig fehlendes Atemgeräusch

- Puls tachykard, kaum tastbar
- evtl. Herzrhythmusstörungen (Herzkontusion)
- Schmerz beim Abtasten des Thorax

- Blutdruckabfall
- evt. Sauerstoffsättigung vermindert

Maßnahmen:
RS/RA:
- Beruhigung

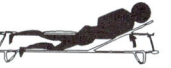

- Lagerung →

- Freimachen – Freihalten der Atemwege
- Sauerstoffgabe, ggf. Beatmung
- Thoraxwunde locker steril abdecken
- Wärmeerhaltung
- ständige Atem-, Puls- und RR-Überwachung
- venöser Zugang – Ringer-Laktat-Infusion

NA:
- Körperliche Untersuchung
- großzügige Indikation zur Intubation und Beatmung
- Volumenersatz, z.B. HÄS 200 (500 – 1000 ml)
- ggf. Pneumothoraxentlastung
- ggf. Herzbeutelpunktion
- Medikamente:
  - Schmerzbekämpfung → z.B. Morphin (5 – 10 mg)
  - Sedierung → z.B. Psyquil® (5 – 10 mg)

Merke:
- Bei Brustkorbverletzungen KEIN luftdichter Verband. Gefahr: Spannungspneumothorax.
- Fremdkörper in der Wunde belassen.
- Drainage eines Hämatothorax außerklinisch nicht sinnvoll. Statt dessen Volumenersatz und Beatmung.

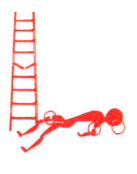

RAUM FÜR PERSÖNLICHE ERGÄNZUNGEN

PNEUMOTHORAX

- Kollabieren eines Lungenflügels nach Verletzung der Lunge und/oder der Brustwand (z.B. Thoraxtrauma, Alveolarruptur).

Angaben:
- Atemabhängige, einseitige *Brustschmerzen, Atemnot*
- Unruhe
- veränderte Atembewegungen (Seitendifferenz)
- Blässe bis Zyanose
- evtl. Abhusten von blutig-schaumigem Sekret
- Prellmarken, Verletzung

- Husten
- beim Abhören: *einseitig fehlendes Atemgeräusch*
- evtl. Hautknistern (Hautemphysem)
- Klopfschalldifferenz

- Puls tachykard

- Sauerstoffsättigung vermindert
- evtl. Blutdruckabfall

Maßnahmen:
RS/RA:
- Beruhigung

- Lagerung: möglichst auf verletzte Seite ⟶
- Freimachen – Freihalten der Atemwege
- Sauerstoffgabe, ggf. Beatmung
- Thoraxwunde locker steril abdecken
- Wärmeerhaltung
- ständige Atem-, Puls- und RR-Überwachung
- venöser Zugang – Ringer-Laktat-Infusion

NA:
- Körperliche Untersuchung
Bei offenem Thorax: offenlassen
- Intubation und Beatmung
Bei Spannungspneumothorax:
- Punktion (z.B. 2-Braunüle®) im 2. – 3. ICR, in der vorderen Axillarlinie, am Oberrand der Rippe
- Medikamente:
  - Schmerzbekämpfung ⟶ z.B. Morphin (5 – 10 mg)
  - Sedierung ⟶ z.B. Psyquil® (5 – 10 mg)

Merke:
- Bei offenem Pneumothorax KEIN luftdichter Verband, da insbesondere beim beatmeten Patienten daraus ein Spannungspneumothorax entstehen kann.

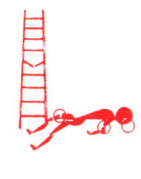

RAUM FÜR PERSÖNLICHE ERGÄNZUNGEN

DIFFERENTIALDIAGNOSE

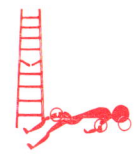

Pneumothorax		**Spannungs-Pneumothorax**
• *Atemnot* Schmerzen beim Atmen	◄ **Angaben** ►	• *Zunahme Schmerzen und Atemnot*
• Lufteintritt in den Pleuraraum von innen oder außen	◄ **Ursache** ►	• Zunehmende Luftmenge im Pleuraraum mit Kompression der Restlunge und Verschiebung des Mittelfellraumes
• aufrechter Oberkörper • Blässe ⟶ Zyanose • evtl. Thoraxwunde • blutiger Auswurf • paradoxe Atmung	◄ 👁 ►	Unter Beatmung (100 % O_2)-Zunahme der Zyanose • Halsvenenstauung
• Husten • *einseitig fehlendes* Atemgeräusch beim Abhören • evtl. Hautknistern (Hautemphysem)	◄ 👂 ►	• *einseitig fehlendes Atemgeräusch* • evtl. Hautknistern (Hautemphysem)
• Puls beschleunigt	◄ ✋	• Puls tachykard kaum tastbar • Haut kaltschweißig und feucht
• Blutdruck Ø bis ↓	◄ ►	• Blutdruck ↓↓↓
• Lagerung	◄ **Maßnahmen** ►	• Punktion, Wundspreizung

Merke: • Steigt unter Beatmung z.B. eines Thoraxverletzten der Beatmungsdruck kontinuierlich an, immer an einen Spannungspneumothorax denken

RAUM FÜR PERSÖNLICHE ERGÄNZUNGEN

ABDOMINALTRAUMA

- Geschlossenes (stumpfes) Bauchtrauma, z.B. Milz-/Leberverletzung oder offenes (perforierendes) Bauchtrauma, z.B. Schuß-, Stich-, Pfählungsverletzung.

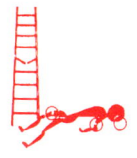

Angaben:
- Unfallmechanismus, Schmerzen, Übelkeit

- *offene Verletzung*
- Fremdkörper
- Austreten von Darmschlingen
- *Prellmarken*
- typische Abwehrspannung
- schnelle, flache Atmung
- Blässe

- Puls tachykard, kaum tastbar
- kalter Schweiß
- harte Bauchdecke (Abwehrspannung)

- Blutdruckabfall

Maßnahmen:
RS/RA:
- Beruhigung
- Lagerung →

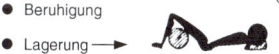

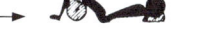

- Freimachen – Freihalten der Atemwege
- Sauerstoffgabe, ggf. Beatmung
- sterile Wundabdeckung, zusätzlich Ringpolster
- ausgetretene Darmschlingen nicht zurückstopfen
- evtl. eingedrungene Fremdkörper (Pfählung) belassen
- Wärmeerhaltung
- ständige Puls- und RR-Überwachung
- venöser Zugang – Ringer-Laktat-Infusion
- Vorabinformation der Klinik
- ggf. Transport mit Sondersignal

NA:
- Körperliche Untersuchung
- Volumenersatz, z.B. HÄS 200, ggf. Druckinfusion
- ggf. Intubation und Beatmung
- Medikamente:
  - Schmerzbekämpfung → z.B. Morphin (5 – 10 mg)
  - Sedierung → z.B. Psyquil® (5 – 10 mg)
  - ggf. Narkoseeinleitung s.S. 40
  - Kreuzblutabnahme
  - Magensonde

Merke:
- Gefahr: → Große, schwer abschätzbare Blutverluste innerhalb kurzer Zeit in die freie Bauchhöhle.

UROLOGISCHE NOTFÄLLE

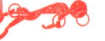

S.a. Abdominaltrauma S. 133, Akutes Abdomen, Kolik S. 135

HARNVERHALTUNG

Angaben:
- Unterbauchschmerzen, Harndrang, kein Wasserlassen seit über 6 Stunden
- Abwehrspannung
- prall gefüllte Blase

Maßnahmen:
RS/RA:
- Beruhigung
- Lagerung ⟶
- Sauerstoffgabe
- Wärmeerhaltung
- ständige Puls- und RR-Überwachung
- venöser Zugang - Ringer-Laktat-Infusion

NA:
- körperliche Untersuchung
- Blasenkatheter
- Medikamente:
  - Sedierung ⟶ z.B. Psyquil® (5 – 10 mg)
  - Schmerzbekämpfung ⟶ z.B. Buscopan® comp (3 – 5 ml)

Merke: Katheterisierung meist schwierig (Verletzungsgefahr)

HODENSCHMERZEN

Ursachen:
- Entzündung bzw. Verdrehung des Hodens-Nebenhodens,
- Trauma

Angaben:
- In Unterbauch und Leiste ausstrahlende, dumpfe Schmerzen
- Rötung, Schwellung, Seitendifferenz

Maßnahmen:
RS/RA:
- Beruhigung
- Lagerung ⟶
- evtl. Hochlagerung des Hodens
- Eß-, Trink- und Rauchverbot
- venöser Zugang - Ringer-Laktat-Infusion

NA:
- körperliche Untersuchung
- Medikamente:
  - Sedierung ⟶ z.B. Valium® (5 – 10 mg)
  - Schmerzbekämpfung ⟶ z.B. Buscopan® comp (3 – 5 ml)

Merke:
- Die Unterscheidung: Entzündung - Verdrehung ist oft schwierig.
  Bei Hochlagerung des Hodens: Typischerweise Besserung bei Entzündung; Zunahme der Schmerzen bei Verdrehung

AKUTES ABDOMEN

Ursachen:
- Durchbruch von Geschwüren (Magen, Darm).
- Verschluß von Blutgefäßen (Mesenterialinfarkt).
- Entzündung (Bauchspeicheldrüse, Blinddarm, Hoden).
- Einklemmung von Darmschlingen (Hernien).
- Verschlüsse in Hohlorganen, Darm (Ileus), Gallenwegen, Gallensteine.
- Gynäkologische Erkrankungen (Gebärmutter, Eierstöcke, Bauchhöhlenschwangerschaft).
- Urologische Erkrankungen (Nierenstein, -abszeß, Harnleiterstein, Harnverhaltung).

Angaben:
- Plötzliche Bauchschmerzen, Übelkeit

- Blässe
- flache, schnelle Atmung
- typische *Haltung* (gekrümmt)

- evtl. fehlende Darmgeräusche (Stethoskop) Illeus

- Puls tachykard, kaum tastbar
- kalter Schweiß
- *harte Bauchdecke* (Abwehrspannung)
- Druckschmerz

- evtl. Blutdruckabfall
- evtl. Fieber

Wichtig: Schmerztyp (konstant, Intervall) und Lokalisation geben Anhaltspunkte über Art und Ursache (s.S. 137)

Maßnahmen:
RS/RA:
- Beruhigung
- Lagerung ⟶

- Sauerstoffgabe, ggf. Beatmung
- Eß-, Trink- und Rauchverbot
- Wärmeerhaltung
- ständige Puls- und RR-Überwachung
- venöser Zugang – Ringer-Laktat-Infusion

NA:
- Körperliche Untersuchung
- Medikamente:
  - ggf. Volumenersatz ⟶ z.B. HÄS 200 (500 – 1000 ml)
  - Kolikunterbrechung ⟶ z.B. Buscopan® (20 - 40 mg)
  - Sedierung ⟶ z.B. Valium® (5 – 10 mg)
- Magensonde

Merke:
- Auch Erkrankungen außerhalb des Bauchraumes (z.B. Herzinfarkt) können das Bild des akuten Abdomens imitieren.

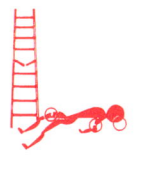

RAUM FÜR PERSÖNLICHE ERGÄNZUNGEN

Erläuterung medizinischer Begriffe zur Orientierung am Körper

kranial - kopfwärts
kaudal - fußwärts
ventral - vorne
dorsal - hinten
lateral - seitlich
proximal - körpernah
distal - körperfern

ORIENTIERUNG ABDOMEN

Rechter Oberbauch:
- Leber + Gallenblase
- Magenausgang
- Duodenum
- rechte Nebenniere
- Pankreaskopf
- Teil der rechten Niere
- Teil des aufsteigenden und querliegenden Dickdarms

Linker Oberbauch:
- Milz
- Teil des Magens
- Pankreasschwanz
- linke Nebenniere
- Teil der linken Niere
- Teil des querliegenden und absteigenden Dickdarms

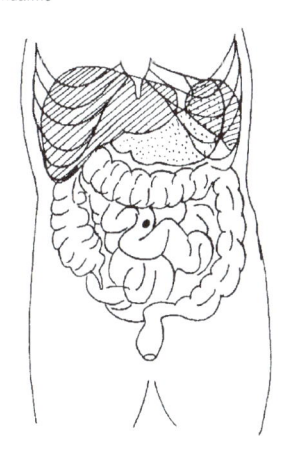

Rechter Unterbauch:
- Blinddarm + Wurmfortsatz
- Teil des aufsteigenden Dickdarms
- (volle) Blase
- rechter Eierstock
- rechter Eileiter
- Teil der Gebärmutter
- rechter Harnleiter

Linker Unterbauch:
- Teil des absteigenden Dickdarms
- (volle) Blase
- linker Eierstock
- linker Eileiter
- Teil der Gebärmutter
- linker Harnleiter

RAUM FÜR PERSÖNLICHE ERGÄNZUNGEN

AKUTE MAGEN-DARM-BLUTUNG

- Durch Oesophagus- und Magenfundusvarizen, Geschwüre (Magen, Dünndarm), Tumoren (Magen, Darm), Entzündungen (Magen), Medikamente (z.B. Rheumamittel, gerinnungshemmende Substanzen).

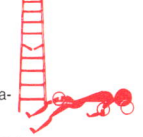

Angaben:
- Übelkeit, Schmerzen, Schwächegefühl, Schwindel, Atemnot, evtl. Teerstuhl

- Unruhe
- Bewußtseinsstörung bis Bewußtlosigkeit
- *Bluterbrechen* (hellrot oder kaffeesatzartig)
- evtl. Gelbsucht

- Puls tachykard, kaum tästbar

- Blutdruckabfall

Maßnahmen:
RS/RA:
- Beruhigung

- Lagerung ⟶
  evtl. zusätzlich Beine hochlagern
- Freimachen – Freihalten der Atemwege
- Sauerstoffgabe, ggf. Beatmung
- Wärmeerhaltung
- ständige Puls- und RR-Überwachung
- venöser Zugang – Ringer-Laktat-Infusion

NA:
- körperliche Untersuchung
- Volumenersatz, z.B. HÄS 200 (500 – 1000 ml)
- ggf. Intubation und Beatmung (Aspirationsgefahr)
- Medikamente:
  - Sedierung ⟶ Valium® (5 – 10 mg)
  - Schmerzbekämpfung ⟶ z.B. Buscopan® (20 - 40 mg)
- Magensonde

Merke:
- Da der tatsächliche Blutverlust nur schwer abschätzbar ist: Frühzeitig Blutkonserven anfordern.

- Da ein großer Teil dieser Patienten (durch Blut) eine Hepatitis übertragen kann: Eigenschutz beachten (Handschuhe).

EINTEILUNG DER FRAKTUREN

- **geschlossen:** Die Haut im Frakturbereich ist unversehrt. Der Knochen hat keine Verbindung zur Außenwelt.
- **erstgradig offen:** Durchspießung der Haut von innen durch ein Knochenbruchstück. Zusätzlich minimale Weichteilverletzung.
- **zweitgradig offen:** Größere Wunde und Weichteilverletzung. Zusätzlich (eventuell) Fremdkörper eingedrungen.
- **drittgradig offen:** Ausgedehnte Weichteilverletzung und Verschmutzung der Wunde. Zusätzlich (eventuell) Gefäß- und/oder Nervenverletzung.

BLUTVERLUST BEI GESCHLOSSENEN FRAKTUREN

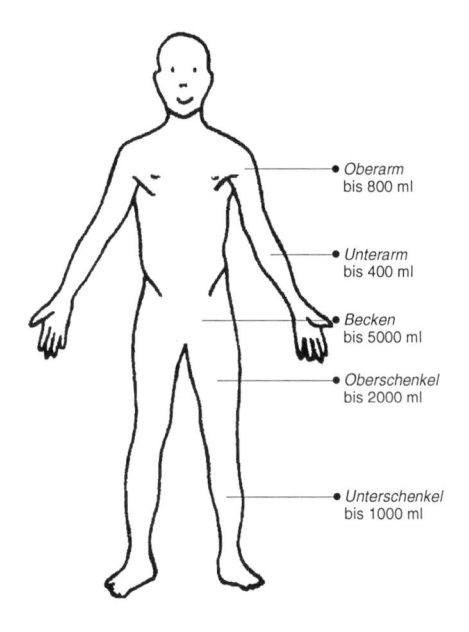

- *Oberarm* bis 800 ml
- *Unterarm* bis 400 ml
- *Becken* bis 5000 ml
- *Oberschenkel* bis 2000 ml
- *Unterschenkel* bis 1000 ml

EXTREMITÄTENTRAUMA

- Weichteilverletzungen, Verrenkungen, Knochenbrüche (offene/ geschlossene Frakturen), Gefäß- und Nervenverletzung durch äußere Gewalteinwirkung, Sportverletzungen.

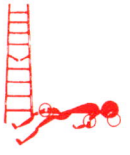

Angaben:
- Schmerzen, Bewegungs-, Gefühlsstörungen, Unfallmechanismus

- Schwellung, *Prellmarken*
- *Wunde,* Blutung, Knochenbruchstücke
- abnorme Lage und/oder Beweglichkeit
- evtl. Bewegungsunfähigkeit
- Amputationsverletzung

- kalte, blasse Extremitäten
- Puls tachykard, kaum tastbar
- evtl. kein Puls unterhalb der Bruchstelle

- Blutdruckabfall

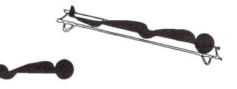

Maßnahmen:
RS/RA:
- Beruhigung

- Lagerung

- Blutstillung
- Freimachen – Freihalten der Atemwege
- Sauerstoffgabe, ggf. Beatmung
- Ruhigstellung der Fraktur
- Fremdkörper belassen
- sterile Wundabdeckung – Verband
- amputierte Körperteile kühlen (steril umhüllen, in wasserdichtem Beutel)
- Wärmeerhaltung
- ständige Puls- und RR-Überwachung
- venöser Zugang – Ringer-Laktat-Infusion

NA:
- Körperliche Untersuchung
- ggf. Volumenersatz, z.B. HÄS 200 (500 – 1000 ml)
- Medikamente:
  - Schmerzbekämpfung ⟶ z.B. Morphin (5 – 10 mg)
  - Sedierung ⟶ z.B. Psyquil* (5 – 10 mg)

Merke:
- Grobe Fehlstellungen nach geschlossenen/offenen Frakturen vorsichtig unter Längszug einigermaßen achsengerecht reponieren, ruhigstellen.

- Blutverlust bei geschlossenen Frakturen nicht unterschätzen (evtl. mehrere Liter).

- Zunahme des Oberschenkelumfanges um 2 cm: Blutverlust ca. 2 l.

PRIORITÄTEN-KONZEPT ZUR ERSTVERSORGUNG EINES POLYTRAUMATISIERTEN

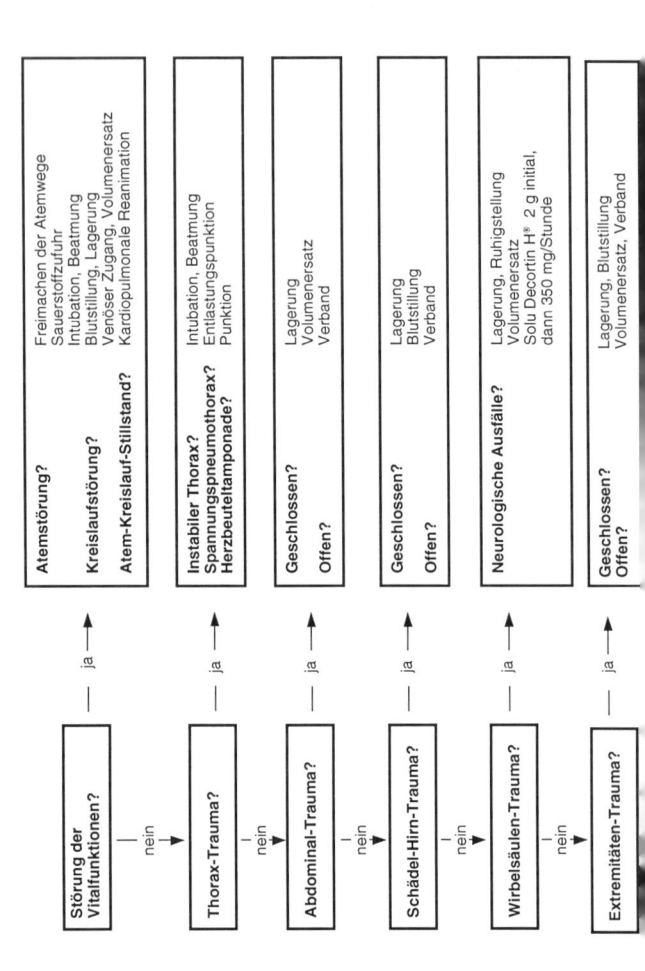

Frage		Befund	Maßnahme
Störung der Vitalfunktionen?	ja →	Atemstörung? Kreislaufstörung? Atem-Kreislauf-Stillstand?	Freimachen der Atemwege Sauerstoffzufuhr Intubation, Beatmung Blutstillung, Lagerung Venöser Zugang, Volumenersatz Kardiopulmonale Reanimation
↓ nein			
Thorax-Trauma?	ja →	Instabiler Thorax? Spannungspneumothorax? Herzbeuteltamponade?	Intubation, Beatmung Entlastungspunktion Punktion
↓ nein			
Abdominal-Trauma?	ja →	Geschlossen? Offen?	Lagerung Volumenersatz Verband
↓ nein			
Schädel-Hirn-Trauma?	ja →	Geschlossen? Offen?	Lagerung Blutstillung Verband
↓ nein			
Wirbelsäulen-Trauma?	ja →	Neurologische Ausfälle?	Lagerung, Ruhigstellung Volumenersatz Solu Decortin H® 2 g initial, dann 350 mg/Stunde
↓ nein			
Extremitäten-Trauma?	ja →	Geschlossen? Offen?	Lagerung, Blutstillung Volumenersatz, Verband

POLYTRAUMA

- Mehrfachverletzungen, die jede für sich lebensbedrohliche Störungen auslösen können, s.a. spezielle Traumen.

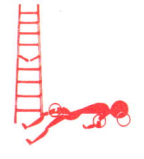

Angaben:
- Schmerzen, Unfallmechanismus

- Bewußtseinsstörung bis Bewußtlosigkeit
- Atemstörung bis Atemstillstand
- Anzeichen von *Schädel-Hirn-, Wirbelsäulen-, Thorax-, Abdominal- und/oder Extremitätentrauma*

- Puls tachykard, kaum tastbar (evtl. Kreislaufstillstand)

- Sauerstoffsättigung vermindert
- Blutdruckabfall

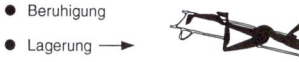

Maßnahmen:
RS/RA:
- Beruhigung
- Lagerung →
- Freimachen – Freihalten der Atemwege
- Sauerstoffgabe, ggf. Beatmung
- Blutstillung
- Ruhigstellung von Frakturen
- sterile Wundabdeckung – Verband
- Wärmeerhaltung
- ständige Atem-, Puls- und RR-Überwachung
- venöser Zugang – zügige Ringer-Laktat-Infusion

NA:
- Körperliche Untersuchung
- großzügige Indikation zur Intubation und Beatmung
- Schaffung großlumiger venöser Zugänge
- Volumenersatz ⟶ z.B. HÄS 200 (1000 – 1500 ml)
- Medikamente:
  - Schmerzbekämpfung ⟶ z.B. Morphin (5 – 10 mg)
  - Sedierung ⟶ z.B. Psyquil® (5 – 10 mg)
  - ggf. Narkoseeinleitung ⟶ z.B. Ketanest® (1 mg/kg KG) s.S. 40
- Abnahme von Kreuzblut

Merke:
- Im Vordergrund der Behandlung steht die Sicherung und Stabilisierung der Vitalfunktionen, nicht die spezielle Versorgung einzelner Verletzungen.

- Insgesamt haben Thoraxverletzungen (Atemstörungen) und ggf. Abdominalverletzungen (Volumenmangel) Behandlungspriorität.

SPORTVERLETZUNG

Typische Verletzungsformen:
- Muskel: Prellung (Kontusion), Zerrung, Muskel(faser)riß, Muskelkrampf, Muskelkater
- Gelenk: Verstauchung (Distorsion), Verrenkung (Luxation), Gelenkfraktur
- Sehne/Band: Überdehnung, Bandeinriß, Bandabriß.

Allgemeinsymptome:
- Muskelkrampf ⟶ Muskel zieht sich zusammen, verhärtet, dumpfer Schmerz bei Belastung
- Muskelzerrung ⟶ Spannungsgefühl, zunehmender krampfartiger Schmerz
- Muskelfaserriß ⟶ Nadel- oder messerstichartiger Schmerz bei Belastung
- Bänderriß ⟶ instabiler Bandapparat, starkes Anschwellen, vergrößerte Gelenkbeweglichkeit
- Gelenkverrenkung ⟶ veränderte Gelenkform, heftiger Ruhe- und Bewegungsschmerz.

Maßnahmen:
RS/RA:
- Beruhigung
- Ruhigstellung
- Hochlagerung ⟶
- Kältetherapie (Kältepackung, Wasser, Alkoholspray, Eisspray)
- Elastischer Druckverband mit Eiskompressen (Tiefenwirkung)
- Kühlung bis in die Klinik durchführen

NA:
- körperliche Untersuchung
- Medikamente:
  - Schmerzbekämpfung   z.B. Morphin (5 – 10 mg)
  - Sedierung   z. B. Valium® (5 – 10 mg)

Merke:
- Häufig können Sportverletzungen durch ein richtiges Dehnprogramm und Aufbautraining vermieden werden.
- Jeder Sporttreibende kann vom Rettungspersonal erwarten, fachgerecht versorgt zu werden.

NOTFÄLLE – Gynäkologie

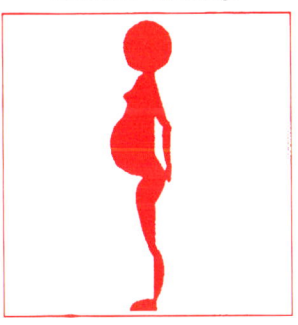

- Blutung aus der Scheide — Seite 147
- Vena-cava-Kompressionssyndrom — Seite 149
- EPH-Gestose — Seite 151
- Eklampsie — Seite 153
- Bevorstehende Geburt — Seite 155
- Nabelschnurvorfall — Seite 157
- Notgeburt — Seite 159
- APGAR-Schema — Seite 161

Siehe auch:
- Erstuntersuchung — Seite 14
- Allgemeine Maßnahmen — Seite 21
- Volumenmangelschock — Seite 93
- Akutes Abdomen — Seite 135
- Neugeborenenreanimation — Seite 171

Merke:
- Nach Unfällen oder bei akuten Erkrankungen in der Schwangerschaft: vorrangig geburtshilfliche Abklärung. Daher: Wenn keine vitale (chirurgische) Indikation besteht: Transport in eine gynäkologisch-geburtshilfliche Abteilung.

RAUM FÜR PERSÖNLICHE ERGÄNZUNGEN

BLUTUNG AUS DER SCHEIDE

Durch Plazentastörung (z.B. vorzeitige Lösung), Fehlgeburt (Abort), Tumor, Verletzung (kriminelles Delikt, Fremdkörper).

Angaben:
- Abgang von Blut, evtl. Gewebsteilen, Fruchtwasser, evtl. Wehenschmerzen

- *Blutung aus der Scheide*
- Unruhe
- evtl. Blässe, schlechte Venenfüllung
- Nagelbettprobe verzögert

- Puls tachykard
- kalter Schweiß

- evtl. Blutdruckabfall
- evtl. Temperaturanstieg

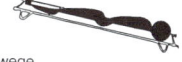

Maßnahmen:
RS/RA:
- Beruhigung
- Lagerung (n. Fritsch) ⟶
- Freimachen – Freihalten der Atemwege
- Sauerstoffgabe, ggf. Beatmung
- Wärmeerhaltung
- ständige Puls- und RR-Überwachung
- venöser Zugang – Ringer-Laktat-Infusion
- schonender Transport
- evtl. ausgestoßene Teile mit in die Klinik bringen

NA:
- körperliche Untersuchung
- ggf. Volumenersatz ⟶ z.B. HÄS 200 (500 – 1000 ml)
- Medikamente:
  - Sedierung ⟶ z.B. Valium® (5 – 10 mg)
  - Schmerzbekämpfung ⟶ z.B. Buscopan (20 - 40 mg)
  - Wehenhemmung ⟶ z.B. Berotec Spray® (5 Hübe)

Merke:
- Aus jeder gynäkologischen Blutung kann sich ein Volumenmangelschock entwickeln.

- Zusätzlich muß in Betracht gezogen werden, daß im Uterus größere Blutmengen vorhanden sein können, die Blutung nach außen also nur die Spitze des Eisberges darstellt.

- Bei drohendem oder inkomplettem Abort kann eine vital bedrohliche Blutung durch Syntocinon® (10 I.E.) i.v. behandelt werden.

RAUM FÜR PERSÖNLICHE ERGÄNZUNGEN

VENA-CAVA-KOMPRESSIONSSYNDROM

- Schockzustand durch Druck der Gebärmutter auf die untere Hohlvene (Vena cava inf.) mit Behinderung des venösen Rückstromes zum Herzen.

Angaben:
- Schwindel, Schwächegefühl, Übelkeit

- *Bewußtseinsstörung* bis Bewußtlosigkeit
- Blässe bis Zyanose
- Halsvenen nicht sichtbar

- *Puls tachykard, kaum tastbar*
- kalter Schweiß
- kühle Extremitäten
- Nagelbettprobe verzögert

- Blutdruckabfall

Maßnahmen:
RS/RA:
- Beruhigung

- Lagerung (linke Seite) ⟶

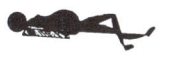

- Sauerstoffgabe
- Wärmeerhaltung
- ständige Puls- und RR-Überwachung
- venöser Zugang – Ringer-Laktat-Infusion
- schonender Transport

NA:
- Körperliche Untersuchung
- *selten:* Volumenersatz ⟶ z.B. HÄS 200 (500 ml)

Merke:
- Präziser als die allgemein verbreitete Bezeichnung Vena - Cava- Kompressionssyndrom ist der Name: Aorto - Cavales - Kompressionssyndrom.

- Auch wenn sich der Zustand nach Linksseitenlagerung normalisiert, sollte eine geburtshilfliche Abklärung unbedingt (Schädigung des Feten?) erfolgen.

RAUM FÜR PERSÖNLICHE ERGÄNZUNGEN

EPH-GESTOSE (PRÄEKLAMPSIE)

- Am Ende der *Schwangerschaft* plötzliches Auftreten von Ödemen, Hypertonie und Eiweiß im Urin.

Angaben:
- Kopfschmerzen, Übelkeit, Bauchschmerzen, Augenflimmern

- Unruhe
- geschwollene Beine

- Puls tachykard
- *Ödeme*

- *Blutdruck erhöht*

Maßnahmen:
RSRA:
- Beruhigung
- Lagerung (linke Seite) ⟶
- Sauerstoffgabe, evtl. Beatmung
- venöser Zugang – Ringer-Laktat-Infusion
- Wärmeerhaltung
- ständige Puls- und RR-Überwachung
- ruhige Atmosphäre schaffen
- schonender Transport, ohne Sondersignal

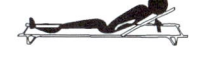

NA:
- Körperliche Untersuchung
- Medikamente:
  - Sedierung ⟶ z.B. Valium® (5 – 10 mg)
  - Blutdrucksenkung ⟶ z.B. Ebrantil® (10 – 50 mg)
  - Ausschwemmung ⟶ z.B. Lasix® (10 – 40 mg)

Merke:
- Aus einer EPH-Gestose kann sich jederzeit ein eklamptischer Anfall entwickeln (s.S. 153).

- E = Edema = Ödeme
- P = Proteinuria = Eiweiß im Urin
- H = Hypertension = Hoher Blutdruck

RAUM FÜR PERSÖNLICHE ERGÄNZUNGEN

EKLAMPSIE

S.a. EPH-Gestose S. 151

- Plötzlich einsetzender Krampfanfall im Verlauf der (Spät-)*Schwangerschaft* in Verbindung mit Ödemen und Hypertonie.
  Akute Lebensgefahr für Mutter und Kind.

Vorzeichen:
- Unruhe, Kopfschmerzen, Augenflimmern
- Ohrensausen
- Übelkeit, Erbrechen
- Bauchschmerzen
- Ödeme

Eklamptischer Anfall, Bild wie epileptischer Anfall:
- *tonisch-klonische Krämpfe*
- Bewußtlosigkeit
- Atmung unregelmäßig, evtl. Atemstillstand

- Puls tachykard, gut tastbar

- *Blutdruck erhöht*

Maßnahmen:
RS/RA:
- Beruhigung
- Lagerung (linke Seite) ⟶
- Freimachen – Freihalten der Atemwege
- Sauerstoffgabe, ggf. Beatmung
- Schutz vor Verletzungen
- Reizabschirmung, evtl. Verdunkelung
- venöser Zugang – langsame Ringer-Laktat-Infusion
- Wärmeerhaltung
- ständige Puls- und RR-Überwachung
- schonender Transport (ohne Sondersignal)

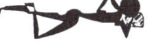

NA:
- körperliche Untersuchung
- ggf. Intubation und Beatmung
- Medikamente:
  - Sedierung ⟶ z.B. Valium® (5 – 10 mg)
  - z.B. Magnesium-Sulfat (1 - 2 g)
  - Krampfdurchbrechung ⟶ z.B. Valium® (20 – 40 mg)
  - evtl. Narkoseeinleitung ⟶ z.B. Trapanal®, s. S. 40
  - Ausschwemmung ⟶ z.B. Lasix® (10 – 40 mg)

Merke:
- Licht- und akustische Reize können jederzeit einen neuen Anfall auslösen.

RAUM FÜR PERSÖNLICHE ERGÄNZUNGEN

BEVORSTEHENDE GEBURT

- Eröffnungsperiode – Eröffnung des Muttermundes

Angaben:
- Fortgeschrittene *Schwangerschaft*, regelmäßige *Wehen alle 5 – 10 Minuten*, Dauer ca. 30 – 60 Sekunden

- Abgang von Blut/Schleim/Fruchtwasser

Maßnahmen:
RS/RA/NA:
- Beruhigung
- Patientin darf nicht umherlaufen
- Lagerung ⟶
- Inspektion des Genitales
- sterile Vorlage
- venöser Zugang – Ringer-Laktat-Infusion
- evtl. Wehenhemmung, z.B. Berotec-Spray® (5 Hübe)
- Wärmeerhaltung
- ständig Puls- und RR-Überwachung
- Voranmeldung in der Klinik
- schonender Transport

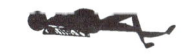

Merke: Folgende Angaben sind aus dem Mutterpaß zu entnehmen:
- Erst- oder Mehrgebärende
- voraussichtlicher Geburtstermin
- Schwangerschaftsverlauf
- zu erwartende Komplikationen
- Wenn bereits der kindliche Kopf (Haare) in der Scheide sichtbar ist bzw. Wehen alle 2 min erfolgen, sollte unmittelbar die Geburt abgewickelt werden (keine Wehenhemmung)

Vor Beginn des Transportes sollte das Notgeburtsbesteck bereitgelegt werden:
- sterile Unterlage
- sterile Handschuhe ⎫ ⟵ Dammschutz
- sterile Kompressen ⎭
- sterile Schere ⎫ ⟵ Abnabelung
- sterile Nabelklemmen ⎭
- dünne Einmalabsauger
- Wärmeschutzfolie

sowie die für die Neugeborenenreanimation benötigten Gegenstände.

RAUM FÜR PERSÖNLICHE ERGÄNZUNGEN

NABELSCHNURVORFALL

- Nach Abgang von Fruchtwasser Vorfall der Nabelschnur, welche dann durch den tiefertretenden Kopf abgedrückt werden kann. Dadurch akute Minderversorgung des Kindes.

Angaben: Fortgeschrittene *Schwangerschaft*, evtl. Wehen, Abgang von Blut/Schleim/*Fruchtwasser*

- evtl. aus dem Muttermund heraushängende Nabelschnur

Maßnahmen:
RS/RA/NA:

- Beruhigung
- Lagerung ⟶
- Vaginales Hochdrücken des Kopfes (Notarzt)
- Wehenhemmung mit Berotec-Spray® (5 Hübe)
- venöser Zugang – Ringer-Laktat-Infusion
- Wärmeerhaltung
- zügiger Transport

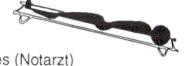

Merke:
- Die Gefahr des Nabelschnurvorfalles besteht besonders bei herumlaufenden Patientinnen nach erfolgtem Blasensprung. Daher Schwangere stets liegend (Linksseitenlagerung) transportieren.

INTRAUTERINE REANIMATION

Nach Abgang von grünem Fruchtwasser, wenn die Geburt noch nicht weit in Gang gekommen ist.

Maßnahmen:
RS/RA/NA:
- Linksseitige Beckenhochlagerung
- Sauerstoffgabe
- Berotec - Spray® (3 Hübe, ggf. wiederholen)
- venöser Zugang - Ringer-Laktat-Infusion
- Hochschieben des vorangehenden Kindsteils

RAUM FÜR PERSÖNLICHE ERGÄNZUNGEN

NOTGEBURT

S.a. Neugeborenenreanimation S. 171

Angaben:
- *alle 2 Minuten Wehen*, Dauer 60 – 90 Sekunden
- Kindlicher Kopf in der Scheide sichtbar

Maßnahmen:
RS/RA/NA:
- Beruhigung (aller Anwesenden)
- ggf. Verständigung eines Geburtshelfers
- Lagerung ⟶
- Sterile Unterlage
- zur Unterstützung beim Pressen Kopf anheben, Kinn auf die Brust
- Dammschutz
- erst obere, dann untere Schulter entwickeln
- Kind seitlich auf den Bauch der Mutter legen
- Absaugen (Mund, Rachen, zuletzt Nase)
- Sauerstoffgabe, ggf. Beatmung
- Abnabeln (2 Klemmen: Handbreit vom Nabel, mit (steriler) Schere zwischen den Klemmen Nabelschnur durchschneiden)
- Kind abtrocknen
- APGAR bestimmen (s.S. 161)
- Wärmeschutz (Folie)
- Mutter: Fritsche Lagerung
- Nachgeburt mit in die Klinik bringen
- schonender Transport
- Gratulieren nicht vergessen

Merke:
- Geburtszeitpunkt festhalten.

RAUM FÜR PERSÖNLICHE ERGÄNZUNGEN

APGAR-SCHEMA

– zur Beurteilung von Neugeborenen

Punkte	0	1	2
A Atmung	Keine	Unregelmäßig Kräftig	Regelmäßig
P Puls	Kein	Unter 100/min	Über 100/min
G Grundtonus	Schlaff	Träge Bewegungen	Spontan- bewegungen
A Aussehen	Blau oder blaß	Stamm rosig Extremitäten blau	ganz rosig
R Reflexe	Keine	Grimassen	Schreien, Husten, Niesen

Bewertung: Nach 1/5/10 Minuten
　　　　　　　10 – 7 Punkte = (sehr) gut *(lebensfrisch)*
　　　　　　　　　　　　　　→ Wärmeerhaltung, Überwachung
　　　　　　　6 – 4 Punkte = (mittel-)schwere *Störung*
　　　　　　　　　　　　　　→ Sauerstoffgabe, ggf. Beatmung,
　　　　　　　　　　　　　　　erneutes Absaugen,
　　　　　　　　　　　　　　　Wärmeerhaltung, Überwachung
　　　　　　　unter 4 Punkte = schwerste Störung *(Asphyxie)*
　　　　　　　　　　　　　　→ Reanimation s.S. 171

Merke:
- Ständige Überwachung (Atmung, Herzaktion) durch Stethoskop, welches im Bereich der linken Brustwarze des Kindes aufgeklebt wird.

RAUM FÜR PERSÖNLICHE ERGÄNZUNGEN

NOTFÄLLE – KINDER

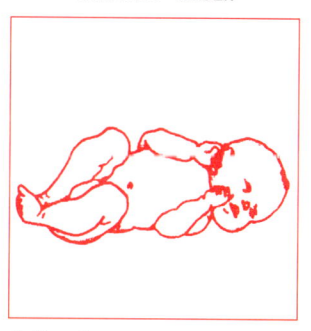

- Normalwerte — Seite 165
- Differentialdiagnose — Seite 166
- Atemnot — Seite 167
- Krampfanfall — Seite 169
- Reanimation — Seite 171
- Polytrauma — Seite 172

- Siehe auch:
- Erstuntersuchung — Seite 14
- Allgemeine Maßnahmen — Seite 21
- Kardio-pulmonale Reanimation — Seite 33
- Unklare Bewußtlosigkeit — Seite 51
- Wasser-Elektrolyt-Haushalt — Seite 109
- Notgeburt — Seite 159
- APGAR-Schema — Seite 161
- Vergiftungen — Seite 173

Merke:
- Ein Kind ist kein kleiner Erwachsener.

MEDIKAMENTEN-DOSIERUNGEN: RICHTWERTE KINDER

Alter (Jahre)	Gewicht (kg)	Defibrillation (J = Wsec)	Suprarenin® 1:10 verd. (ml)	NaHCO₃ 8,4% 1:1 verd. (ml)	Morphin 1:10 verd. (ml)	Valium MM® (ml)	Glucose 50% (ml)	Infusion (ml/Std.)
Neugeb.	4	10	0,4	4	0,4	0,25	4	20 – 60
1/2	7	15	0,7	7	0,7	0,45	7	35 – 100
1	10	20	1,0	10	1,0	0,6	10	50 – 150
2	12	25	1,2	12	1,2	0,75	12	60 – 180
4	16	30	1,6	16	1,6	1,0	16	80 – 240
6	20	40	2,0	20	2,0	1,2	20	100 – 300
9	30	60	3,0	30	3,0	1,8	30	150 – 450
14	50	100	5,0	50	5,0		50	250 – 750

Merke:

- Die angegebenen Richtwerte können nur zur Orientierung über die ungefähr angezeigten Dosen dienen. Die tatsächliche Dosierung ist jeweils den aktuellen Bedingungen entsprechend zu wählen.

»NORMALWERTE« KINDER

Alter (Jahre)	Größe (cm)	Gewicht (kg)	Atem-frequenz (pro min)	Atemzug-volumen (ml)	Tubusgröße (mm)	Puls (pro min)	Blutdruck (mmHg)
Neugeb.	50	4	40	40	3,0	140	60/40
1/2	70	7	35	50	3,5	130	80/50
1	80	10	30	80	4,0	120	90/55
2	90	12	26	100	4,5	110	95/60
4	100	16	24	150	5,0	100	100/60
6	120	20	20	200	5,5	95	105/60
9	140	30	16	300	6,0	90	110/65
14	155	50	12	400	6,5	80	120/70

- Eine solche Tabelle kann selbstverständlich nur Anhaltswerte liefern. Die Maßnahmen (z.B. Beatmung) sind jeweils den tatsächlichen Verhältnissen anzupassen.

Merke:

DIFFERENTIALDIAGNOSE

Pseudo Krupp		**Epiglottitis**
Viren	◄ Ursache ►	Bakterien
Inspiratorisch + Stridor + Einziehen	◄ Atemgeräusch ►	Inspiratorisch + Stridor + Einziehen
befriedigend	◄ Allgemeinzustand ►	schwer krank
langsam	◄ Beginn ►	schnell
liegend	◄ Haltung im Bett ►	sitzend nach vorn gebeugt
heiser bis aphonisch	◄ Stimme ►	kloßig, nicht heiser
bellend	◄ Husten ►	keiner
Keine Beschwerden	◄ Schlucken ►	Beschwerden
normal	◄ Speichelfluß ►	verstärkt
entzündliche Schwellung unterhalb des Kehlkopfes	◄ Lokalbefund ►	Schwellung des Kehldeckels
in 1 % der Fälle	◄ Intubation erforderlich ►	in 50 % – 85 % der Fälle
mäßig	◄ Atemnot ►	deutlich
mäßig	◄ Fieber ►	hoch

ATEMNOT

- Infektion der oberen Luftwege,
  z.B. (Pseudo-)Krupp-Syndrom, Epiglottitis, Laryngitis, Bronchitis.
  Innerhalb von Stunden sich entwickelndes Krankheitsbild.
- Fremdkörper, z.B. Spielzeug, Nahrungsmittel

Angaben:
- der Eltern:
  Atemnot, Unruhe, Schwäche, Trinkunlust

- evtl. Bewußtseinsstörung
- *grau-fahles Aussehen, evtl. Zyanose*
- schnelle, flache Atmung
- evtl. inverse Atmung, Nasenflügeln, Brustkorbeinziehungen

- Husten – Heiserkeit
- ziehendes (Ein-)Atemgeräusch (Stridor)

- Puls tachykard

- Sauerstoffsättigung vermindert
- evtl. Fieber

Maßnahmen:
RS/RA:
- Beruhigung
- Freimachen – Freihalten der Atemwege
- Sauerstoffgabe, ggf. Beatmung
- offenes Fenster, kühle Luft

NA:
- Körperliche Untersuchung
- ggf. Fremdkörper entfernen (Magillzange)
- ggf. Intubation (schwierig), kleinen Tubus wählen
- venöser Zugang – Ringer-Laktat-Infusion
- Medikamente:
  - Sedierung ⟶ z.B. Valium® (0,2 – 0,3 mg/kg KG) bzw. Diazepam rektal (5 mg/10 kg KG)
  - Entzündungshemmung ⟶ z. B. Solu Decortin® H (5 mg/kg KG)
  - Bronchialerweiterung ⟶ z. B. Euphyllin® (5 mg/kg KG in 100-ml-Infusion)
  - evtl. Fiebersenkung ⟶ z.B. Ben-u-ron® Supp (125 – 500 mg)

- Transport mit Notarzt.

SÄUGLINGS-FIEBER-TOXIKOSE

- Durch bakterielle und virale Darminfektionen, evtl. Medikamenten-
  unverträglichkeiten bedingte Flüssigkeitsverluste. Bei Gewichtsverlusten
  (= Flüssigkeitsverlusten) über 10 % des Körpergewichtes:
  Akute Schockgefahr.

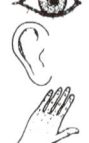

Angaben:
- Erbrechen, Durchfall, Allgemeine Schwäche, Trinkunlust
- Meist Kinder im ersten und zweiten Lebensjahr betroffen

- Unruhe, Erregung, evtl. Krämpfe
- Bewußtseinstrübung bis Bewußtlosigkeit
- tiefliegende, weit offene (halonierte) Augen
- Blässe, evtl. Zyanose
- Zentralisation
- schnelle, flache Atmung

- trockene, welke, marmorierte Haut
- stehende Hautfalten
- eingesunkene Fontanelle
- schneller, flacher Puls
- Fieber

Maßnahmen:
RS/RA:
- Beruhigung
- Lagerung ⟶

- Freimachen – Freihalten der Atemwege
- Sauerstoffgabe, ggf. Beatmung (Kindermaske)
- Kleidung öffnen, bei Fieber z.B. kalte Wadenwickel
- Infusion vorbereiten, z.B. Ringer-Laktat mit Glucosezusatz

NA:
- körperliche und neurologische Untersuchung
- Blutzuckerteststreifen
- Venöser Zugang – Ringer-Laktat-Infusion
  (+ 10 – 20 ml Glucose 50 %)
- Medikamente:
  - Sedierung ⟶ z.B. Valium®
    (0,2 – 0,3 mg/kg KG)
  - Hypoglykämie ⟶ z.B. Glucose 50 %
    (1 – 1,5 ml/kg KG)
  - Exsikkose ⟶ z.B. Ringer-Laktat,
    ggf. Volumenersatz
    (anfangs 10 – 20 ml/kg KG
    und Stunde)
  - Fiebersenkung ⟶ z.B. Ben-u-ron® Supp
    (125 – 500 mg)

Merke: Wegen der Gefahr der Auslösung/Verstärkung eines
Hirnödems ⟶ keine elektrolytfreien Infusionslösungen
(z.B. Glucose 5 %)

AKUTER KRAMPFANFALL

- Vieldeutiges Krankheitszeichen bei Fieber, Flüssigkeitsmangel, Entzündung (Hirnhaut, Gehirn), Vergiftung, Stoffwechselstörung, Epilepsie und Tumor.

Angaben:
- Zunächst *tonische,* später *klonische Krämpfe*
- Bewußtseinsstörung bis Bewußtlosigkeit (evtl. bereits Nachschlaf)
- grau-fahles Aussehen, evtl. Zyanose

- Puls tachykard
- evtl. Hautturgor herabgesetzt (»stehende Hautfalten«)

- evt. Sauerstoffsättigung vermindert
- evtl. Fieber
- evtl. Hypoglykämie

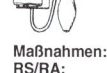

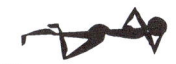

Maßnahmen:
RS/RA:
- Beruhigung
- Lagerung ⟶
- Freimachen – Freihalten der Atemwege
- Sauerstoffgabe, ggf. Beatmung (Kindermaske)
- Schutz vor Verletzung
- Infusion vorbereiten (z.B. Ringer-Laktat)
- Wärmeerhaltung

NA:
- körperliche und neurologische Untersuchung
- venöser Zugang – Ringer-Laktat-Infusion
- Blutzuckerteststreifen
- ggf. Narkoseeinleitung, Intubation, Beatmung
- Medikamente:
  - Krampfdurchbrechung ⟶ z.B. Valium® (0,3 – 0,5 mg/kg KG)
  - Status epilepticus ⟶ z.B. Trapanal® (3 – 5 mg/kg KG)
  - Hypoglykämie ⟶ z.B. Glucose 50 % (1 ml/kg KG)
  - Exsikkose ⟶ z.B. Ringer-Laktat (Anfangs: 10 – 20 ml/kg KG und Stunde)
  - Fiebersenkung ⟶ z.B. Ben-u-ron® Supp. (125 - 500 mg)

Merke:
- Bei Kindern mit Krampfanfall oder Bewußtlosigkeit immer an eine Vergiftung denken.
- Wichtig ist auch das Befragen der Angehörigen nach früheren, ähnlichen Ereignissen.
- Ist kein venöser Zugang anzulegen, kann hilfsweise Diazepam rektal (5 mg/10 kg KG) gegeben werden.

RAUM FÜR PERSÖNLICHE ERGÄNZUNGEN

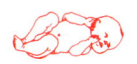

REANIMATION VON NEUGEBORENEN UND KLEINKINDERN

Ältere Kinder werden entsprechend den Richtlinien für Erwachsene behandelt (s.S. 34).

- Atemstillstand
- Kreislaufstillstand

Maßnahmen:
RS/RA:
- Lagerung ⟶
- *Freimachen – Freihalten der Atemwege*, z.B. Absaugen, vorsichtiges, mäßiges Überstrecken des Kopfes (kindliche Anatomie), Schnüffelstellung
- *Beatmung:* Mund zu Mund *und* Nase, Kindermaske-Beutel, Sauerstoffzusatz
- Beatmungsvolumen, -druck, -frequenz (Anhaltswerte s.S. 165)
- *Herzdruckmassage* (wenn Puls unter 80/min.)
  Bei **Neugeborenen:** mit 2 Fingern ca. 120 mal pro Minute, ca. 1,5 cm eindrücken.
  Bei **Kleinkindern:** mit einer Hand ca. 100 mal pro Minute, ca. 2,5 cm eindrücken
- Wirkungskontrolle alle 2 – 3 Minuten (Pulstastung an der Oberarmschlagader)
- Wärmeerhaltung

NA:
- *Intubation:* Bei Neugeborenen mit geradem (Foregger-) Spatel, Tubusgröße (s.S. 28), Anhaltswert: etwa Kleinfingerdurchmesser des Kindes
  Nach Lagekontrolle Tubus kürzen (Totraumverkleinerung)
- *Medikamente:*

● Suprarenin® (i.v. od. üb. Tubus)	1 + 9 verdünnen	etwa 0,01 mg/kg KG (= 0,1 ml)
● Natriumbikarbonat 8,4 %	1 + 1 verdünnen	etwa 1 mval/kg KG (= 1 ml)

  etwa nach 5 Minuten wiederholen
- *Defibrillation:* kleine Elektroden verwenden (2 Wsec/kg KG), evtl. Steigerung (max. 4 Wsec/kg KG)
- *Flüssigkeitsersatz* (etwa 5 ml/kg KG und Stunde)
- *Glucosezufuhr:* Glucose 50 % (1 ml/kg KG)

Merke:
- Kinder überstehen Sauerstoffmangelzustände wesentlich besser als Erwachsene. Deshalb in jedem Fall Reanimation beginnen.

- Die Wiederherstellung bzw. das Ingangsetzen einer ausreichenden Atmung ist die entscheidende Maßnahme bei der Reanimation Neugeborener und kleiner Kinder.

ERSTVERSORGUNG DES SCHWERVERLETZTEN KINDES

- Gleichzeitiges Vorliegen mehrerer Verletzungen, die ggf. jede für sich oder gemeinsam eine akute vitale Bedrohung darstellen.
  Intubation, Beatmung s.a. S. 25 ff.

Angaben:
- Schmerzen, Unfallmechanismus

- Bewußtseinsstörung bis Bewußtlosigkeit
- Atemstörung bis Atemstillstand
- Anzeichen von Schädel-Hirn-, Wirbelsäulen-, Thorax-, Abdominal- und/oder Extremitätentrauma

- Puls tachykard, kaum tastbar

- Sauerstoffsättigung vermindert
- Blutdruckabfall

Maßnahmen:
RS/RA:
- Beruhigung

- Lagerung ⟶
- Freimachen – Freihalten der Atemwege
- Sauerstoffgabe, ggf. Beatmung:
  100% Sauerstoff, ca. 15 ml/kgKG/min
- Blutstillung
- Ruhigstellung von Frakturen
- Sterile Wundabdeckung - Verband
- Wärmeerhaltung
- Ständige Atem-, Puls- und RR-Überwachung

NA:
- venöser Zugang - zügige Ringer-Laktat-Infusion
  (10 ml/kgKG/h, z.B. 50-250 ml/h)
- Volumenersatz z.B. ⟶ HÄS 6% (10ml/kgKG, 50-250 ml)
- Medikamente:
  - Schmerzbekämpfung ⟶ z.B. Ketanest
    (0,5 mg/kgKG, 5-20 mg)
  - Sedierung ⟶ z.B. Valium MM
    (0,5 mg/kgKG, 2-5 mg)
  - ggf. Narkoseeinleitung ⟶ z.B. Ketanest (1 mg/kgKG)

Merke:
- Ganz im Vordergrund steht die Sicherung der Atmung und der Kreislauffunktion.

- Auch schwerste (knöcherne bzw. intrathorakale und intraabdominelle) Verletzungen können primär verborgen bleiben. Deshalb genau auf Prellmarken achten und kontinuierliche Überwachung von
  - Bewußtseinslage (Ansprechbarkeit, Pupillen, Spontan-Motorik)
  - Atmung (Atembewegungen ausreichend und seitengleich, keine Zyanose, Pulsoximetrie)
  - Kreislauf (periphere Zirkulation, Tastbarkeit des Radialis- bzw. Femoralispulses)

NOTFÄLLE – Vergiftungen

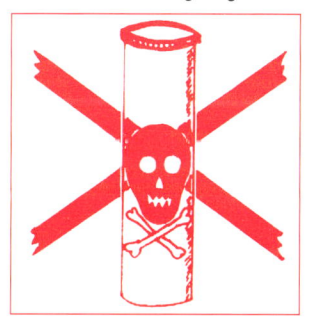

- Kohlenmonoxidvergiftung   Seite 175
- Kohlendioxid (Erstickung) Seite 177
- Reizgasvergiftung   Seite 179
- Alkoholvergiftung   Seite 181
- Methanolvergiftung   Seite 183
- Medikamentenvergiftung   Seite 185
- Atropinvergiftung   Seite 187
- Morphinvergiftung   Seite 189
- Alkylphosphatvergiftung   Seite 191
- Blausäurevergiftung   Seite 193
- Kohlenwasserstoff-
  vergiftung   Seite 195
- Schaumbildner   Seite 197
- Säuren-Laugen-Verätzung   Seite 199
- Lebensmittel-Pilzvergiftung Seite 201

Siehe auch:
- **Erstuntersuchung**   Seite 14
- **Allgemeine Maßnahmen** Seite 41
- **Antidota**   Seite 44
- **Gegengiftpaket**   Seite 275

Merke: Unabhängig von der Ursache der Vergiftung hat die Sicherstellung der Vitalfunktionen absoluten Vorrang vor spezifischen Maßnahmen.

CHEMISCHE STOFFE

Eine Vielzahl chemischer Stoffe kann im Haushalt und am Arbeitsplatz akute Vergiftungsnotfälle verursachen.
Beispielhaft seien eine Reihe von Gefahrstoffen genannt, die giftig, gesundheitsschädlich, ätzend, reizend, explosiv, brandfördernd, entzündlich, krebserregend, fruchtschädigend und/oder erbgutverändernd sein können.

- **Säuren, Laugen** Seite 199
- **Ammoniak** Seite 179
- **Benzin** Seite 195
- **Tri-, Perchlorethylen** Seite 179
- **Zyanide** Seite 193
- **Chlor, Nitrosegas** Seite 179

Schwermetallvergiftungen haben wegen der speziellen Bedingungen (protrahierter Verlauf, Antidota) gegenüber den vorgenannten Vergiftungen in der Notfallmedizin eine nur untergeordnete Bedeutung.

KOHLENMONOXIDVERGIFTUNG

- Über Atemwege: bei Bränden, Motorabgase, als Leuchtgas, Explosionsgas. Blockiert das Hämoglobin ⟶ kein Sauerstofftransport.

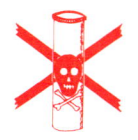

Angaben:

- Kopfschmerzen, Ohrensausen, Augenflimmern, Übelkeit, Schwindel, Atemnot, Herzklopfen

- *Bewußtseinsstörung* bis Bewußtlosigkeit
- evtl. Rauschzustände
- evtl. Krämpfe
- Atemstörung bis Atemstillstand
- *KEINE typische Zyanose*

- Puls tachykard, evtl. arrhythmisch

- Sauerstoffsättigung **anscheinend** normal bis erhöht
- Blutdruckabfall

Maßnahmen:
RS/RA:

- Rettung; unter Beachtung der Eigensicherung (ggf. Feuerwehr mit Atemschutz)

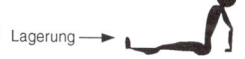

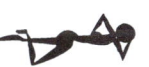

- Lagerung ⟶

- Freimachen – Freihalten der Atemwege
- Sauerstoffgabe, ggf. Beatmung (100 % O_2)
- Wärmeerhaltung
- ständige Atem-, Puls- und RR-Überwachung
- venöser Zugang – Ringer-Laktat-Infusion

NA:

- körperliche Untersuchung
- Intubation und Beatmung, PEEP (100 % O_2)
- Medikamente:
  - ggf. Sedierung ⟶ z.B. Valium® (5 – 10 mg)

Merke:

- ABC-Schutzmasken sind bei CO unwirksam.

- Vorsicht: Keine Funken erzeugen: Explosionsgefahr!

- Bei schwerer CO-Vergiftung evtl. Druckkammerbehandlung.
- Pulsoximetriewerte nicht aussagekräftig (Verkennung von CO-Hb als O_2-Hb).

RAUM FÜR PERSÖNLICHE ERGÄNZUNGEN

KOHLENDIOXIDERSTICKUNG

- Über Atemwege; in *Silos*, *Weinkellern*, Jauchegruben, Höhlen.

Angaben:
- Kopfschmerzen, Übelkeit, Schwindel, Atemnot

- *Bewußtseinsstörung* bis Bewußtlosigkeit (CO_2-Narkose)
- *Atemstörung* bis Atemstillstand
- Zyanose
- weite Pupillen

- Puls tachykard, evtl. arrhythmisch

- Sauerstoffsättigung vermindert
- Blutdruckanstieg, später Blutdruckabfall

Maßnahmen:
RS/RA:
- Rettung des Patienten, ggf. durch Feuerwehr mit Atemschutz

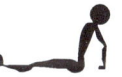

- Lagerung ⟶

- Freimachen – Freihalten der Atemwege
- Sauerstoffgabe, ggf. Beatmung
- ständige Atem-, Puls- und RR-Überwachung
- venöser Zugang – Ringer-Laktat-Infusion

NA:
- körperliche Untersuchung
- evtl. Intubation und Beatmung (Hyperventilation), evtl. PEEP
- Medikamente:
  - Bronchialerweiterung ⟶ z.B. Euphyllin® (200 - 300 mg)

Merke:
- Während bei der CO-Vergiftung vor allem eine hohe Sauerstoffkonzentration in der Atemluft angestrebt werden muß, ist bei der CO_2-Erstickung ein hohes Atemminutenvolumen vorrangig.

RAUM FÜR PERSÖNLICHE ERGÄNZUNGEN

REIZGASVERGIFTUNG

- Über Atemwege (z.B. Ammoniak, Chlorwasserstoff, Arsenverbindungen, Tränengas, Nitrosegase und chemische Kampfstoffe); bei Verbrennen von Zelluloid, beim autogenen Schweißen, Reinigen von Metallen mit Salpetersäure etc., bei Verkehrsunfällen, Bränden.

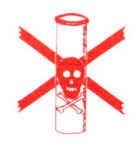

Angaben:
- Atemnot, *Hustenreiz, Würgereiz,* Schwächegefühl, Schwindel, Schmerz hinter dem Brustbein

- Anschwellen der Mund-Rachenschleimhaut
- Atemstörung bis Atemstillstand
- evtl. *Symptome des Lungenödems* s.S. 87

- Puls tachykard, evtl. arrhythmisch
- Sauerstoffsättigung vermindert
- Blutdruckabfall

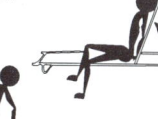

Maßnahmen:
RS/RA:
- evtl. Rettung
- Beruhigung

- Lagerung ⟶
- Sauerstoffgabe, ggf. Beatmung
- zum ruhigen, tiefen Durchatmen anleiten
- Giftentfernung durch Abwaschen der Haut (Roticlean®)
- Wärmeerhaltung
- ständige Atem-, Puls- und RR-Überwachung
- venöser Zugang – langsame Ringer-Laktat-Infusion

NA:
- körperliche Untersuchung
- evtl. Intubation und Beatmung (PEEP)
- Medikamente:
  - Sedierung ⟶ z.B. Valium® (5 – 10 mg)
  - evtl. Schmerzbekämpfung ⟶ z.B. Morphin (5 – 10 mg)
  - Entzündungshemmung ⟶ z.B. Auxiloson®-Spray (5 Hübe)
    z.B. Solu Decortin® H (250 mg)
  - Bronchialerweiterung ⟶ z.B. Berotec®-Spray (2 – 3 Hübe)
    z.B. Euphyllin® (200 - 300 mg)
  - Ausschwemmung ⟶ z.B. Lasix® (20 – 30 mg)

Merke: Grundsätzlich zu unterscheiden sind: Reizgase
- mit schnellem Wirkungseintritt
  (an den oberen Luftwegen): z.B. Ammoniak, Fluor-, Brom-, Chlorwasserstoff
  – keine Langzeitbeobachtung notwendig –
- mit verzögertem Wirkungseintritt
  (an den unteren Luftwegen): z.B. SO_2, Chlor-, Nitrosegas, Phosgen, Ozon
  – Langzeitbeobachtung (24 – 36 Stunden) notwendig –

RAUM FÜR PERSÖNLICHE ERGÄNZUNGEN

ALKOHOLVERGIFTUNG
(Aethanol bzw. Aethylalkohol bzw. C_2H_5OH)

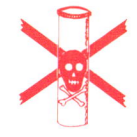

- Über Magen-Darm-Trakt.

Angaben:
- Information von Angehörigen etc., Magen-Darmbeschwerden

- *Bewußtseinsstörung* bis Bewußtlosigkeit
- evtl. Rauschzustand, Euphorie
- evtl. Atemstörung
- Rötung der Augenbindehaut und des Gesichts
- evtl. Erbrochenes
- evtl. zusätzliche Schädigungen (Verletzung, Unterkühlung)

- lallend, abgehackte Sprache

- Puls tachykard, evtl. arrhythmisch
- evtl. kalter Schweiß

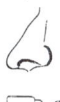

- *Alkoholgeruch* der Ausatemluft

- Blutdruckabfall
- Temperaturabfall
- Blutzuckerteststreifen: Werte erniedrigt

Maßnahmen:
RS/RA:
- Lagerung ⟶
- Freimachen – Freihalten der Atemwege
- Sauerstoffgabe, ggf. Beatmung
- Blutzuckerteststreifen
- evtl. Erbrechen auslösen (nur wenn ansprechbar)
- Giftbindung ⟶ Med. Kohle (1 Kompr./kg KG)
- Wärmeerhaltung
- ständige Atem-, Puls- und RR-Überwachung
- venöser Zugang – Ringer-Laktat-Infusion (+ 10 – 20 ml Glucose 40 %)

NA:
- körperliche und neurologische Untersuchung
- ggf. Volumenersatz ⟶ z.B. HÄS 200 (500 ml)
- Medikamente:
  - Auslösung von Erbrechen ⟶ z.B. Ipecacuanha (1ml/kg KG)
  - evtl. Sedierung ⟶ z.B. Valium* (5 – 10 mg)

Merke:
- Abschätzung vornehmen, welche Menge Alkohol getrunken wurde.

- Vorsicht: Kinder haben eine niedrige Alkoholtoleranz.

RAUM FÜR PERSÖNLICHE ERGÄNZUNGEN

METHANOLVERGIFTUNG
(Methylalkohol)

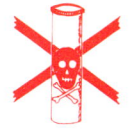

- Über Magen-Darm-Trakt. Abbau zu Ameisensäure, welche den Zellstoffwechsel blockiert (⟶ metabolische Azidose).

Angaben:

- *Sehstörungen* bis Sehuntüchtigkeit, Atemnot, Übelkeit

- *Bewußtseinsstörung* bis Bewußtlosigkeit
- evtl. Rauschzustände
- evtl. Krämpfe
- Atemstörung bis Atemstillstand
- weite, reaktionslose Pupillen
- halbleere bzw. leere Flaschen (z.B. Holzgeist, Karbinol, vergällter Alkohol, Lösungsmittel)

- Puls evtl. tachykard, bradykard, arrhythmisch

- Blutdruckabfall

Maßnahmen:
RS/RA:

- Beruhigung
- Lagerung ⟶
- Freimachen – Freihalten der Atemwege
- Sauerstoffgabe, ggf. Beatmung
- Erbrechen auslösen (nur wenn ansprechbar)
- Alkohol: z.B. Cognac, Rum etc. (ca. 1 ml/kg KG) (Hemmung des Abbaus zu Ameisensäure)
- Giftbindung ⟶ Med. Kohle (1 Komp-/kg KG)
- Gift sicherstellen
- Wärmeerhaltung
- ständige Atem-, Puls- und RR-Überwachung
- venöser Zugang - Ringer-Laktat-Infusion

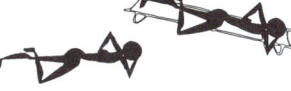

NA:

- körperliche und neurologische Untersuchung
- evtl. Intubation und Beatmung, Magenspülung
- ggf. Volumenersatz ⟶ z.B. HÄS 200 (500 ml)
- Medikamente:
  - Auslösen von Erbrechen ⟶ z.B. Ipecacuanha (1 ml/kg KG)

Merke:

- Mit Methanolvergiftungen muß vor allem in sozialen Randgruppen (Aethylalkoholersatz) sowie bei Genuß von selbstgebrannten Alkoholika (Hausschnaps) gerechnet werden.

- Transport möglichst in ein Krankenhaus mit Dialyseabteilung.

RAUM FÜR PERSÖNLICHE ERGÄNZUNGEN

MEDIKAMENTENVERGIFTUNG

S.a. Allgemeine Maßnahmen S. 41

- Über Magen-Darm-Trakt. Meist Schlaf- und Beruhigungsmittel.

Angaben:
- Information durch Patienten bzw. Angehörige

- *Bewußtseinsstörung* bis Bewußtlosigkeit
- Atemstörung bis Atemstillstand
- evtl. Zyanose
- evtl. enge Pupillen/Pupillendifferenz
- evtl. Krämpfe
- evtl. Erbrochenes
- evtl. Hautveränderungen

- Puls tachykard, evtl. arrhythmisch, kaum tastbar
- evtl. kalter Schweiß

- Sauerstoffsättigung vermindert
- Blutdruckabfall
- Temperaturabfall

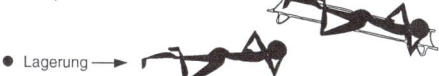

Maßnahmen:
RS/RA:
- Lagerung →

- Freimachen – Freihalten der Atemwege
- Sauerstoffgabe, ggf. Beatmung
- Erbrechen auslösen (nur wenn ansprechbar)
- Giftbindung → Med. Kohle (1 Kompr./kg KG)
- Tablettenschachteln, Erbrochenes etc. sicherstellen
- Wärmeerhaltung
- ständige Atem-, Puls- und RR-Überwachung
- venöser Zugang – Ringer-Laktat-Infusion

NA:
- körperliche und neurologische Untersuchung
- evtl. Intubation und Beatmung, Magenspülung
- Volumenersatz ⟶ z.B. HÄS 200 (500 – 1000 ml)
- Medikamente:
    - Auslösen von Erbrechen ⟶ z.B. Ipecacuanha (1 ml/kg KG)
    - Ausschwemmung ⟶ z.B. Lasix® (20 – 40 mg)

Merke:
- Häufig Kombination von Tabletten- und Alkoholvergiftung mit entsprechendem Mischbild.
- Spezielle (medikamentöse) Maßnahmen bei Vergiftungen mit bestimmten Medikamenten: siehe auch Abschnitt Notfallmedikamente Seite 231 – 264.

RAUM FÜR PERSÖNLICHE ERGÄNZUNGEN

ATROPINVERGIFTUNG

- Über Magen-Darm-Trakt. Viele Beruhigungsmittel enthalten Atropin oder Belladonna. Ebenso Tollkirschen, Bilsenkraut und Stechapfelsamen.

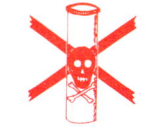

- *Bewußtseinsstörung*, evtl. Rauschzustand
- Hautrötung
- evtl. Krämpfe
- Erbrechen
- *weite, lichtstarre Pupillen*

- Puls tachykard
- *heiße, trockene Haut*
- trockene Mundschleimhäute und Zunge

Maßnahmen:
RS/RA:
- Beruhigung

- Lagerung ⟶

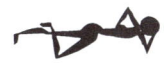

- Freimachen – Freihalten der Atemwege
- Sauerstoffgabe, ggf. Beatmung
- Erbrechen auslösen
- Giftbindung ⟶ Med. Kohle (1 Kompr./kg KG)
- Gift sicherstellen
- ständige Puls- und RR-Überwachung
- venöser Zugang – Ringer-Laktat-Infusion

NA:
- körperliche und neurologische Untersuchung
- evtl. Intubation und Beatmung, Magenspülung
- Medikamente:
    - Auslösung von Erbrechen ⟶ z.B. Ipecac (1 ml/kg KG)
    - Antidot ⟶ Anticholium® (0,003 mg/kg KG)
    - Sedierung ⟶ z.B. Valium® (5 – 10 mg)
    - Diurese ⟶ z.B. Lasix® (20 – 40 mg)

RAUM FÜR PERSÖNLICHE ERGÄNZUNGEN

MORPHINVERGIFTUNG
(Opiat, Opioid)

- Über Magen-Darm-Trakt (Schmerzmittel) oder intravenös (Drogen, z.B. Heroin).

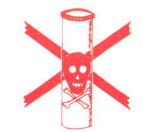

Angaben:
- Übelkeit, Harn- und Stuhlverhaltung

- Bewußtseinsstörung bis Bewußtlosigkeit
- evtl. Rauschzustand
- *Atemstörung* bis Atemstillstand
- *stecknadelkopfgroße Pupillen*
- Blässe, Zyanose (ohne Atemnot)
- evtl. Krämpfe

- *Puls bradykard, kaum tastbar*

- Sauerstoffsättigung stark vermindert
- Blutdruckabfall
- Temperaturabfall

Maßnahmen:
RS/RA:
- Wachhalten, auffordern zum aktiven Atmen

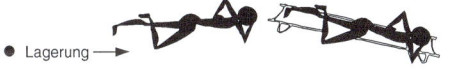

- Lagerung →

- Freimachen – Freihalten der Atemwege
- Sauerstoffgabe, ggf. Beatmung
  evtl. Erbrechen auslösen
- Giftbindung ⟶ Med. Kohle (1 Kompr./kg KG)
- Gift sicherstellen
- Wärmeerhaltung
- ständige Atem-, Puls- und RR-Überwachung
  venöser Zugang – Ringer-Laktat-Infusion

NA:
- körperliche und neurologische Untersuchung
- evtl. Intubation und Beatmung, (Magenspülung)
- Medikamente:
  - Auslösung von Erbrechen ⟶ z.B. Ipecac (1 ml/kg KG)
  - Antidot ⟶ z.B. Narcanti® (0,1 – 0,4 mg)

Merke:
- Bei chronischem Opiatgebrauch kann es nach Gabe von Narcanti® zu akuten Entzugserscheinungen kommen.

RAUM FÜR PERSÖNLICHE ERGÄNZUNGEN

(ORGANO-)ALKYLPHOSPHATVERGIFTUNG
(Pflanzenschutzmittel, z.B. E 605*)

- Über Haut, Atemwege und Magen-Darm-Trakt. Blockiert den Abbau des Nervenüberträgerstoffs Acetylcholin ⟶ Nervenlähmung, Übererregung des Parasympathicus (Vagus).

Angaben:
- Sehstörungen, Atemnot, Bauchschmerzen, Übelkeit

- *Bewußtseinsstörung* bis Bewußtlosigkeit
- Krämpfe
- *enge Pupillen*
- *Atemstörung* bis Atemstillstand
- Zyanose, Bronchospasmus
- Tränenfluß und Schweißsekretion gesteigert
- Speichelfluß *(blauer Schaum vor dem Mund)*
- Blauverfärbung von Erbrochenem

- *Puls bradykard*, evtl. tachykard
- Muskelzuckungen, später Lähmungen

- Knoblauchgeruch (Atemluft, Erbrochenes)

- Sauerstoffsättigung vermindert
- Blutdruckabfall, evtl. Blutdruckanstieg

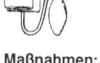

Maßnahmen:
RS/RA:
- Möglichst keinen direkten Hautkontakt (Schutzhandschuhe)

- Lagerung ⟶
- Freimachen – Freihalten der Atemwege
- Sauerstoffgabe, ggf. Beatmung
- Entfernen der Kleidung
- Abwaschen der betroffenen Hautstellen: Roticlean®
- Giftbindung ⟶ Med. Kohle (1 Kompr./kg KG)
- Gift sicherstellen
- Wärmeerhaltung
- ständige Atem-, Puls- und RR-Überwachung
- venöser Zugang – Ringer-Laktat-Infusion

NA:
- körperliche und neurologische Untersuchung
- großzügige Indikation zur Intubation, Beatmung und Magenspülung
- Medikamente:
  - Vagusdämpfung ⟶ Atropin (ca. 1 mg/kg KG) s.S. 44
  - evtl. Sedierung ⟶ z.B. Valium® (5 – 10 mg)

Merke:
- Bei Atemstillstand: Keine Atemspende, sondern stets Masken-Beutel-Beatmung (Eigensicherung! Vergiftungsgefahr).

RAUM FÜR PERSÖNLICHE ERGÄNZUNGEN

BLAUSÄUREVERGIFTUNG

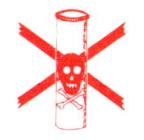

- Über Magen-Darm-Trakt (Bittermandeln, Zyanid, Zyankali) oder über Atemwege (Blausäuregas). Zyanidverbindungen blockieren die sauerstoffabhängige Energiegewinnung in der Zelle (innere Atmung).

Angaben:

- Geruch nach Bittermandeln (bei Gas), Übelkeit, Hustenreiz, Kopfschmerzen, Atemnot, Magen-Darm-Beschwerden.

- *Bewußtseinsstörung* bis Bewußtlosigkeit
- evtl. Krämpfe
- evtl. Lähmungen
- *Atemstörungen* bis Atemstillstand
- Erbrochenes
- weite Pupillen
- *rosige Gesichtsfarbe*

- Puls tachykard, arrhythmisch, evtl. Kreislaufstillstand

- Sauerstoffsättigung **anscheinend** normal bis erhöht
- Blutdruckanstieg, später Blutdruckabfall

- *Bittermandelgeruch* (Ausatemluft, Erbrochenes)

Maßnahmen:
RS/RA:

- evtl. Rettung (Blausäuregas) unter Beachtung der Eigensicherung – Atemschutz

- Lagerung ⟶
- Freimachen – Freihalten der Atemwege
- Sauerstoffgabe, ggf. Beatmung
- Erbrechen auslösen (nur wenn ansprechbar)
- Giftbindung ⟶ Med. Kohle (1 Kompr./kg KG)
- Gift sicherstellen
- Wärmeerhaltung
- ständige Atem-, Puls- und RR-Überwachung
- venöser Zugang – Ringer-Laktat-Infusion

NA:

- körperliche und neurologische Untersuchung
- evtl. Intubation und Beatmung (100% O_2), Magenspülung

- Medikamente:
  - Antidota ⟶ 4-DMAP, Na-Thiosulfat, s.S. 44
  - Auslösung von Erbrechen ⟶ z.B. Ipecac (1 ml/kg KG)
  - evtl. Ausschwemmung ⟶ z.B. Lasix® (20 – 60 mg)

Merke:

- Pulsoximetriewerte nicht aussagefähig
  (Verkennung von Met-Hb als O_2 Hb)

RAUM FÜR PERSÖNLICHE ERGÄNZUNGEN

VERGIFTUNGEN DURCH KOHLENWASSERSTOFFVERBINDUNGEN
(z.B. Benzin, Lackverdünner, Petroleum, Benzol)

- Über Haut (Benzol), Atemwege (Dämpfe) und Magen-Darm-Trakt (Flüssigkeiten).

Angaben:
- Übelkeit, Magenschmerzen, schwarzer Harn (bei Benzol), Schwindel, Sehstörungen

- *Bewußtseinstörung* bis Bewußtlosigkeit
- Atemstörung bis Atemstillstand
- evtl. Rauschzustand
- Erbrochenes
- *Ätzspuren* in Mund und Rachen
- evtl. Hautrötung, Blasenbildung

- Puls tachykard, arrhythmisch, evtl. Kreislaufstillstand

- Blutdruckabfall

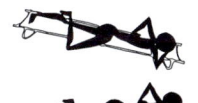

Maßnahmen:
RS/RA:
- evtl. Rettung (bei Dämpfen)

- Lagerung ⟶
- Freimachen – Freihalten der Atemwege
- Sauerstoffgabe, ggf. Beatmung
- KEIN Erbrechen auslösen (Aspirationsgefahr)
- Gummihandschuhe anziehen, Entfernen der Kleidung und Abwaschen der betroffenen Körperstellen (Benzol) mit Roticlean®
- Giftbindung ⟶ Paraffinöl (150 – 200 ml)
- Gift sicherstellen
- Wärmeerhaltung
- ständige Atem-, Puls- und RR-Überwachung
- venöser Zugang – Ringer-Laktat-Infusion

NA:
- körperliche und neurologische Untersuchung
- evtl. Intubation + Beatmung, Magenspülung
- Medikamente:
  - evtl. Sedierung ⟶ z.B. Valium® (5 – 10 mg)

Merke:
- Bei Atemstillstand: keine Atemspende, sondern stets Masken-Beutel-Beatmung (Eigensicherung! Vergiftungsgefahr).

- Bei Inhalationsvergiftungen: Eigenschutz der Ersthelfer in Giftatmosphäre beachten!

RAUM FÜR PERSÖNLICHE ERGÄNZUNGEN

VERGIFTUNGEN DURCH SCHAUMBILDENDE SUBSTANZEN

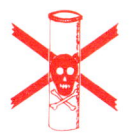

- Über Magen-Darm-Trakt. Wasch- und Spülmittel, meist Kinder.

Angaben:
- Übelkeit, Bauchschmerzen, plötzlicher Durchfall
- Erbrochenes, evtl. *Schaum*
- Atemstörung bis Atemstillstand

Maßnahmen:
RS/RA:
- Beruhigung (wichtig bei Kindern)
- KEIN Erbrechen auslösen
- KEINE Verdünnung (Wasser) durchführen

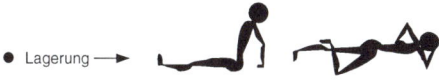

- Lagerung ⟶
- Freimachen - Freihalten der Atemwege
- Sauerstoffgabe, ggf. Beatmung
- Gabe von Entschäumern ⟶ z.B. Sab Simplex® (1 ml/kg KG)
- Wärmeerhaltung
- ständige Atem-, Puls- und RR-Überwachung
- venöser Zugang – Ringer-Laktat-Infusion

NA:
- ggf. Intubation und Beatmung (Aspirationsgefahr)
- Medikamente:
  - Sedierung ⟶ z.B. Valium® (0,3 mg/kg KG) bzw. Diazepam rektal (5 mg/10 kg KG)

Merke:
- Aspiration von Schaum mit Schädigung der Atemwege.
- Gefährdung durch Tenside sehr gering, da toxische Substanzen heute kaum mehr in Wasch- und Spülmitteln enthalten.

RAUM FÜR PERSÖNLICHE ERGÄNZUNGEN

SÄUREN-LAUGEN-VERÄTZUNG

- Verätzung der Schleimhaut in Mund, Rachen, Oesophagus und Magen (meist Kinder).

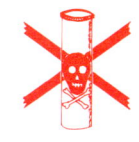

Angaben:
- *Schmerzen*, Übelkeit
- *Ätzstellen im Mund-Rachenraum* sichtbar
- evtl. Krämpfe
- Puls tachykard
- evtl. Blutdruckabfall

Maßnahmen:
RS/RA:
- Beruhigung (wichtig bei Kindern)
- KEIN Erbrechen auslösen
- Lagerung ⟶
- Freimachen – Freihalten der Atemwege
- Sauerstoffgabe, ggf. Beatmung
- betroffene Haut und Schleimhaut mit viel Wasser (+ Roticlean®) abspülen
- reichliche Flüssigkeitszufuhr (z.B. Wasser, Säfte, Tee)
- Wärmehaltung
- ständige Puls- und RR-Überwachung
- Gift sicherstellen
- venöser Zugang – Ringer-Laktat-Infusion

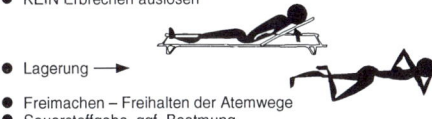

NA:
- körperliche Untersuchung
- ggf. Intubation und Beatmung (bei Atemwegsschädigung)
- KEINE Magenspülung: Perforationsgefahr
- ggf. Volumenersatz ⟶ z.B. HÄS 200 (5 – 10 ml/kg KG) bzw. Ringer-Laktat (10 – 20 ml/kg KG)
- Medikamente:
  - Schmerzbekämpfung ⟶ z.B. Morphin (5 – 10 mg)
  - Sedierung ⟶ z.B. Valium® (5 – 10 mg) bzw. Diazepam rektal (5 mg/10kg KG)
  - Entzündungshemmung ⟶ z.B. Auxiloson-Spray® (2 – 4 Hübe) bzw. Solu Decortin® H (250 mg)

Merke:
- Bei Augenbeteiligung: reichliche Spülung mit Isogutt® (250 ml).

RAUM FÜR PERSÖNLICHE ERGÄNZUNGEN

LEBENSMITTEL- UND PILZVERGIFTUNG

S.a. Allgemeine Maßnahmen S. 41 ff

- Durch verdorbene Lebensmittel, Giftpilze, giftige Beeren, etc.

Angaben:
- Schwindel, Sehstörungen (Doppelsehen), heftiges *Erbrechen* und *Durchfälle* (meist erst nach Stunden), Kopfschmerzen, *Bauchschmerzen*, Wadenkrämpfe, Schluckbeschwerden, Heiserkeit und Speichelfluß

- Bewußtseinsstörung bis Bewußtlosigkeit
- Atemstörung bis Atemstillstand
- Erbrechen (nach Stunden, evtl. Tagen)
- Augenstörungen
- Pupillenstörungen
- meist Gruppenvergiftung (Familie) vorhanden

- Puls tachykard, kaum tastbar
- kalter, klebriger Schweiß
- evtl. Fieber

- Blutdruckabfall

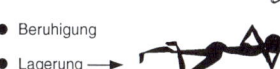

Maßnahmen:
RS/RA:
- Beruhigung
- Lagerung ⟶

- Freimachen – Freihalten der Atemwege
- Sauerstoffgabe, ggf. Beatmung
- evtl. Erbrechen auslösen (bei Pilzvergiftung: alle Essensteilnehmer)
- Giftbindung ⟶ Med. Kohle (1 Kompr./kg KG)
- Wärmeerhaltung
- ständige Atem-, Puls- und RR-Überwachung
- Essensreste, Erbrochenes etc. sicherstellen
- venöser Zugang – Ringer-Laktat-Infusion

NA:
- körperliche und neurologische Untersuchung
- evtl. Intubation und Beatmung, Magenspülung
- ggf. Volumenersatz ⟶ z.B. HÄS 200 (500 ml)
- Medikamente:
  - Auslösung von Erbrechen ⟶ z.B. Ipecac (1 ml/kg KG)
  - Sedierung ⟶ z.B. Valium® (5 – 10 mg)

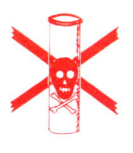

RAUM FÜR PERSÖNLICHE ERGÄNZUNGEN

SCHÄDIGUNG DURCH HITZE- ODER KÄLTEEINWIRKUNG

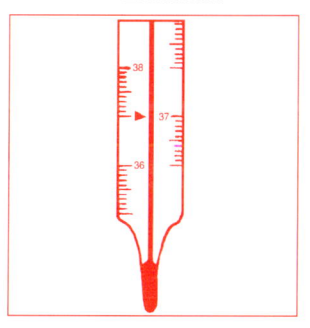

- **Hitzeohnmacht** — Seite 205
- **Hitzeerschöpfung/-krämpfe** — Seite 207
- **Hitzschlag** — Seite 209
- **Sonnenstich** — Seite 211
- **Einteilung Verbrennung** — Seite 213
- **Verbrennung/Verbrühung** — Seite 215
- **Unterkühlung** — Seite 217
- **Erfrierung** — Seite 221

Siehe auch:
- **Erstuntersuchung** — Seite 14
- **Allgemeine Maßnahmen** — Seite 21
- **Unklare Bewußtlosigkeit** — Seite 51
- **Volumenmangelschock** — Seite 93
- **Vasovagale Synkope** — Seite 97
- **Krampfanfall (Kinder)** — Seite 169

RAUM FÜR PERSÖNLICHE ERGÄNZUNGEN:

HITZEOHNMACHT/-KOLLAPS

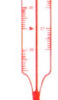

S.a. Vasovagale Synkope S. 97

- Nach längerem *Aufenthalt (Stehen) in warmer Umgebung* kommt es zum Wärmestau mit weitgestellter Gefäßperipherie und entsprechender Blutumverteilung.

Angaben:
- Schwindel, Schwäche, *»Schwarzwerden vor Augen«*
- *Bewußtseinsstörung* bis Bewußtlosigkeit
- (käsige) Blässe
- schnelle, flache Atmung

- Puls tachykard, kaum tastbar
- Schwitzen

- Blutdruckabfall

Maßnahmen:
RS/RA:
- Beruhigung
- in kühle Umgebung bringen (Fenster öffnen)

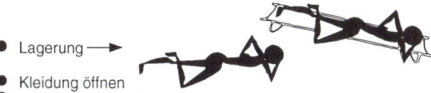

- Lagerung ⟶
- Kleidung öffnen
- evtl. Sauerstoffgabe
- ständige Puls- und RR-Überwachung
- venöser Zugang – Ringer-Laktat-Infusion

NA:
- körperliche und neurologische Untersuchung
- Medikamente:
  - Blutdrucksteigerung ⟶ z.B. Akrinor® (0,5 – 1 ml)
  - selten Volumenersatz notwendig

Merke:
- Die Untersuchung erfordert den Ausschluß anderer Zustände von Bewußtlosigkeit, z.B. Hypoglykämie, apoplektischer Insult, Intoxikation, Herzrhythmusstörung.

RAUM FÜR PERSÖNLICHE ERGÄNZUNGEN:

HITZEERSCHÖPFUNG (-KRÄMPFE)

- Starke Volumenverluste durch Schwitzen bei ungenügender Flüssigkeitszufuhr.

Angaben:
- Kopfschmerzen, *Schwächegefühl*, Schwindel,
- Übelkeit, Sehstörungen, Durst

- Bewußtseinsstörung bis Bewußtlosigkeit
- feuchte, gerötete Haut
- später Blässe
- Muskelzuckungen bis *Krämpfe*
- schlechte Venenfüllung
- schnelle, flache Atmung

- kalter Schweiß
- Puls tachykard, kaum tastbar
- *Hautturgor herabgesetzt* (»stehende Hautfalten«)

- Blutdruckabfall

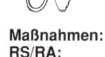

Maßnahmen:
RS/RA:
- Beruhigung
- in kühle Umgebung bringen, Kleidung öffnen

- Lagerung ⟶

- Freimachen – Freihalten der Atemwege
- Sauerstoffgabe, ggf. Beatmung
- bei voll erhaltenem Bewußtsein: Trinken von Elektrolytlimonade, z. B. Mineraldrink Pfrimmer*
- ständige Puls- und RR-Überwachung
- venöser Zugang – zügige Ringer-Laktat-Infusion

NA:
- körperliche und neurologische Untersuchung
- ggf. Volumenersatz ⟶ z.B. HÄS 200 (500 – 1000 ml)
- Medikamente:
  - Sedierung ⟶ z.B. Valium* (5 – 10 mg)
  - ggf. Krampfdurchbrechung ⟶ z.B. Valium* (20 – 40 mg)

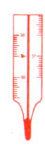

Merke:
- Beurteilung von Patienten mit Hitzeschäden häufig durch den zusätzlichen Alkoholgenuß schwierig (⟶ Kliniktransport).

RAUM FÜR PERSÖNLICHE ERGÄNZUNGEN:

HITZSCHLAG

- Akute Lebensgefahr durch Versagen der körpereigenen Temperaturregulationsmechanismen.

Angaben:
- Kopfschmerz, Schwindel, Übelkeit

- *Bewußtseinsstörung* bis Bewußtlosigkeit
- Hautrötung (rotes Stadium)
- später fahl-graues Aussehen (graues Stadium)
- schnelle, flache Atmung

- *heiße, trockene Haut*
- Puls tachykard

- Sauerstoffsättigung vermindert
- zunächst Blutdruckanstieg, später Blutdruckabfall
- *Temperatur über 40° C*

Maßnahmen:
RS/RA:
- Beruhigung
- in kühle Umgebung bringen, Kleidung öffnen

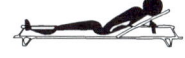

- Lagerung ⟶

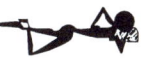

- Freimachen – Freihalten der Atemwege
- Sauerstoffgabe, ggf. Beatmung
- Kühlung durch Kaltwasser oder Alkoholabsprühung (z.B. Desinfektionsspray)
- ständige Atem-, Puls- und RR-Überwachung
- venöser Zugang – Ringer-Laktat-Infusion

NA:
- körperliche und neurologische Untersuchung
- evtl. Intubation und Beatmung
- ggf. Volumenersatz ⟶ z.B. HÄS 200 (500 ml)
- Medikamente:
  - ggf. Sedierung ⟶ z.B. Valium* (5 – 10 mg)
  - Hirnödemprophylaxe ⟶ z.B. Solu Decortin* H (250 mg)

Merke:
- Beurteilung von Patienten mit Hitzeschäden häufig durch den zusätzlichen Alkoholgenuß schwierig (⟶ Kliniktransport).

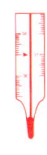

RAUM FÜR PERSÖNLICHE ERGÄNZUNGEN:

SONNENSTICH

- Durch intensive Sonnenbestrahlung des unbedeckten Kopfes (Kinder, Glatzeträger) Reizung der Hirnhäute und Entstehung eines Hirnödems.

Angaben:
- *Kopfschmerzen,* Nackenschmerzen, Übelkeit, Schwindel, Unruhe

- Bewußtseinsstörung bis Bewußtlosigkeit
- *hochroter Kopf*
- evtl. Krämpfe

- heißer Kopf
- *Nackensteife*
- Puls tachykard, evtl. bradykard (Druckpuls)

- Körpertemperatur normal

Maßnahmen:
RS/RA:
- Beruhigung
- in kühle, schattige Umgebung bringen

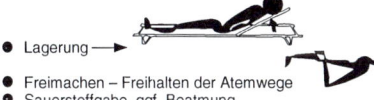

- Lagerung ⟶

- Freimachen – Freihalten der Atemwege
- Sauerstoffgabe, ggf. Beatmung
- Kühlung des Kopfes
- ständige Atem-, Puls- und RR-Überwachung
- venöser Zugang – Ringer-Laktat-Infusion

NA:
- körperliche und neurologische Untersuchung
- Medikamente:
  - Hirnödemprophylaxe ⟶ z.B. Solu Decortin® H (250 mg)
  - Sedierung ⟶ z.B. Valium® (5 – 10 mg)
  - Ausschwemmung ⟶ z.B. Lasix® (20 – 40 mg)
  - ggf. Krampfdurchbrechung ⟶ z.B. Valium® (20 – 40 mg)

Merke:
- Beurteilung von Patienten mit Hitzeschäden häufig durch den zusätzlichen Alkoholgenuß schwierig (⟶ Kliniktransport).

- Bei Kindern können die Symptome erst verspätet auftreten.

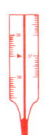

RAUM FÜR PERSÖNLICHE ERGÄNZUNGEN:

EINTEILUNG DER VERBRENNUNGEN

Schweregrade:

- *Erstgradig (epidermal):*
  Nur die *obere Hautschicht* betroffen, Regeneration vollständig möglich.
  Zeichen: Rötung, Schwellung, Schmerz.

- *Zweitgradig (dermal):*
  Bis in *tiefere Hautschichten*, Regeneration möglich.
  Zeichen: wie erstgradig, zusätzlich Blasen.

- *Drittgradig (subdermal):*
  Völlige Zerstörung der Haut, Hautübertragung später notwendig.
  Zeichen: völlige Gewebszerstörung bis zur Verkohlung.

Merke:
- Die Unterscheidung von zweit- und drittgradiger Verbrennung ist in der ersten Zeit nicht möglich. Meist liegen unterschiedliche Verbrennungsgrade nebeneinander vor.

Ausdehnung:

Neunerregel: Zur Abschätzung der verbrannten Körperoberfläche

Erwachsene:

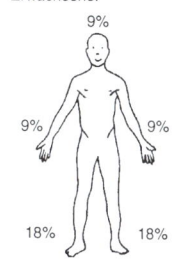

9%

Rumpf:
Vorn 18%
Hinten 18%

9%   9%

18%   18%

Kinder:

	0 – 1 Jahr	5 Jahre
Kopf + Hals	20%	16%
Arm	10%	9%
Rumpf vorn	15%	16%
Rumpf hinten	15%	16%
Bein	15%	17%

In allen Altersgruppen:
Handfläche 1%

Merke:
- Bei einer Ausdehnung von ca. 15% bei Erwachsenen und 10% bei Kleinkindern ⟶ akute SCHOCKGEFAHR
  ⟶ Infusionstherapie.

- Eine (sekundäre) Verlegung in ein Verbrennungszentrum ist sinnvoll bei:
  - mehr als 20% dermaler oder mehr als 10% subdermaler Verbrennung
  - Gesichts-, Hand-, Fuß-, Gelenk-, Genitalbeteiligung
  - elektrischen Verletzungen
  - Begleiterkrankungen, -verletzungen
  - Kindern unter 8 Jahren.

RAUM FÜR PERSÖNLICHE ERGÄNZUNGEN:

BETTEN FÜR SCHWERBRANDVERLETZTE
(Erwachsene / Kinder)

Aachen	(10/0)	Koblenz	(1/0)
Berlin	(4/2)	Köln	(10/6)
Bochum	(8/4)	Lübeck	(2/2)
Dortmund	(4/0)	Ludwigshafen	(8/0)
Duisburg	(6/0)	Mainz	(0/2)
Essen	(2/0)	Mannheim	(0/2)
Freiburg	(2/0)	München	(8/8)
Gelsenkirchen	(4/0)	Murnau	(6/0)
Hamburg	(5/3)	Nürnberg	(4/0)
Hamm	(0/4)	Offenbach	(9/0)
Hannover	(5/2)	Stuttgart	(2/0)
Herne	(0/3)	Tübingen	(3/0)

Zentraler Bettennachweis: 040 / 2482883-7 und -8

VERBRENNUNG/VERBRÜHUNG

- Schädigung von Haut und Gewebe durch direkte Einwirkung von Hitze. Über die Wundflächen erfolgen in kurzer Zeit große Plasmaverluste.

Angaben:
- Unfallmechanismus, Schmerz, Atemnot

- *Rötung ⟶ Blasenbildung ⟶ Verkohlung*
- Blässe bis Zyanose
- schlechte Venenfüllung
- schnelle, flache Atmung

- *Puls tachykard, kaum tastbar*
- Nagelbettprobe verzögert
- Schwitzen

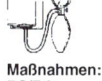

- später Blutdruckabfall

Maßnahmen:
RS/RA:
- Beruhigung
- Hitzezufuhr unterbrechen (löschen)
- nicht verklebte Kleidung entfernen

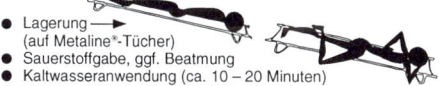

- Lagerung
  (auf Metaline®-Tücher)
- Sauerstoffgabe, ggf. Beatmung
- Kaltwasseranwendung (ca. 10 – 20 Minuten)
- keimfreie Wundabdeckung (z.B. Metaline®)
- Wärmeerhaltung
- ständige Puls- und RR-Überwachung
- venöser Zugang – Ringer-Laktat-Infusion

NA:
- körperliche Untersuchung
- großzügige Indikation zur Intubation und Beatmung (Rauchinhalation)
- Flüssigkeitsersatz:

$$\text{ml pro Std.} = \frac{\text{kg KG x \% verbr. Körperoberfläche}}{2}$$

- Medikamente:
  - Schmerzbekämpfung ⟶ z.B. Morphin (5 – 10 mg)
  - Sedierung ⟶ z. B. Valium® (5 – 10 mg)
  - Rauchinhalation ⟶ z. B. Auxiloson®-Spray (2 – 4 Hübe)
  - Bronchialerweiterung ⟶ z.B. Euphyllin® (200 - 300 mg)
  - Schockbehandlung ⟶ z.B. HÄS 200 (500 – 1000 ml)

Merke:
- Bei Brandverletzten an die (mögliche) Schädigung der Atemwege (Rauchinhalation) denken.

RAUM FÜR PERSÖNLICHE ERGÄNZUNGEN:

UNTERKÜHLUNG

- *Abfall der Körpertemperatur* unter 35° C, häufig gemeinsam mit anderen Störungen (z.B. Alkoholintoxikation).

Angaben:
- Kältegefühl, evtl. Schmerzen an den Extremitäten
  - ca. 36 – 34° C – *Kältezittern,* Erregung, blaß-zyanotische Haut, vertiefte Atmung, Puls tachykard
  - ca. 34 – 30° C – *Bewußtseinsstörung,* flache, unregelmäßige Atmung, Puls bradykard, Blutdruckabfall, Muskelsteife
  - ca. 30 – 27° C – *Bewußtlosigkeit,* weite Pupillen, Puls bradykard, kaum tastbar, arrhythmisch
  - unter ca. 27° C – *Atemstillstand, Kreislaufstillstand* (meist Kammerflimmern)
- »Neugeborenen«-Thermometer verwenden

Maßnahmen:
RS/RA:
- Beruhigung
- in warme, windgeschützte Umgebung bringen
- über 32° C: Patient ausziehen, wärmen (aktive Erwärmung)
- unter 32° C: Patient nicht bewegen lassen, zudecken
- (passive Erwärmung) z.B. Hibler-Packung

- Lagerung ⟶

- Freimachen – Freihalten der Atemwege
- Sauerstoffgabe, ggf. Beatmung
- ggf. Herzdruckmassage
- Wärmeerhaltung (Decken, Alufolien, Plastiksack)
- bei erhaltenem Bewußtsein: heiße, gezuckerte Getränke
- ständige Atem-, Puls-, RR- und EKG-Überwachung
- venöser Zugang – Ringer-Laktat-Infusion angewärmt (+ 10 – 20 ml Glucose 40%)

NA:
- körperliche und neurologische Untersuchung
- ggf. Intubation und Beatmung
- ggf. Volumenersatz ⟶ z.B. HÄS 200 (500 – 1000 ml)
- Medikamente:
  - Hirnödemprophylaxe ⟶ z.B. Solu Decortin H® (250 mg)
  - Sedierung ⟶ z.B. Valium® (5 – 10 mg)

Merke:
- Extremitäten nicht an den Rumpf lagern, Gefahr von weiterem Wärmeverlust!

- Durch den Abfall der Körpertemperatur sinkt der Sauerstoffbedarf.

- Reanimationsmaßnahmen sind fortzusetzen, bis die Körpertemperatur normalisiert ist!

- Rettung und Transport müssen so schonend wie möglich durchgeführt werden (keine Bewegungen, kein Umlagern: drohender Bergungstod).

RAUM FÜR PERSÖNLICHE ERGÄNZUNGEN:

WÄRMEPACKUNG NACH HIBLER

- Mehrfach zusammengefaltetes Leinentuch
- von innen mit heißem Wasser angefeuchtet
- auf die Unterwäsche von Bauch und Brust
- Kleidung darüber
- Rumpf in Wärmeschutzfolie einwickeln (Extremitäten freilassen)
- ganzen Körper in Decken hüllen
- Packung häufig erneuern

Merke:
- Die Anwendung der sog. Hiblerpackung ist in Fachkreisen nicht unumstritten.

RAUM FÜR PERSÖNLICHE ERGÄNZUNGEN:

ERFRIERUNG

S.a. Unterkühlung S. 217

- Örtliche Einwirkung von Kälte. Gefährdet sind insbesondere Nase, Ohren, Finger und Zehen.

Angaben:
- Im Frühstadium: Abblassen, Bewegungshemmung, starke Schmerzen, Gefühlsstörungen
- Im Spätstadium: Nachlassen der Schmerzen bis Schmerzlosigkeit

- *Blässe, Schwellung* (1. Grad)
- blaurote Haut, *Blasen*bildung (2. Grad)
- *Gewebszerstörung* (3. Grad)

- Kälte an der betroffenen Stelle
- Gewebe verhärtet, evtl. gefroren

Maßnahmen:
RS/RA:
- Beruhigung
- in warme Umgebung bringen
- Bewegungsverbot

- Lagerung ⟶

- keimfrei abdecken, umpolstern
- heiße, gezuckerte Getränke
- Wärmeerhaltung
- venöser Zugang – Ringer-Laktat-Infusion (+ 10 – 20 ml Glucose 40%) angewärmt (37° C)

NA:
- körperliche Untersuchung
- ggf. Volumenersatz ⟶ z.B. HÄS 200 (500 ml)
- Medikamente:
  - Schmerzbekämpfung ⟶ z.B. Morphin (5 – 10 mg)
  - Sedierung ⟶ z.B. Valium® (5 – 10 mg)

Merke:
- Liegt eine Kombination von Erfrierung und Unterkühlung vor, so hat die Behandlung der Unterkühlung (vitale Bedrohung) Vorrang.
- Keine Alkoholgabe.

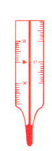

RAUM FÜR PERSÖNLICHE ERGÄNZUNGEN:

SONSTIGE NOTFÄLLE

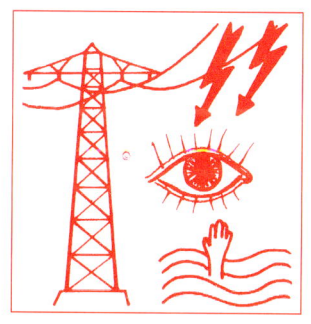

- Augenverletzung — Seite 224
- Glaukomanfall — Seite 225
- Tauchunfall — Seite 226
- Ertrinken — Seite 227
- Niederspannungsunfall — Seite 228
- Hochspannungsunfall — Seite 229
- Höhenkrankheit — Seite 230

Siehe auch:
- **Erstuntersuchung** — Seite 14
- **Allgemeine Maßnahmen** — Seite 21
- **Kardio-pulmonale Reanimation** — Seite 33
- **Notfälle Atmung** — Seite 65
- **Notfälle Herz-Kreislauf** — Seite 73
- **Notfälle Chirurgie** — Seite 117
- **Verbrennung** — Seite 215

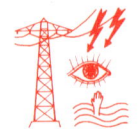

AUGENVERLETZUNG

S.a. Säuren-Laugen-Verätzung S. 199

Angaben:
- *Unfallmechanismus, Schmerzen, Sehstörungen, Fremdkörpergefühl*

- Wunde
- Blutung
- Schwellung
- Bluterguß
- Fehlstellung des Auges
- Tränenfluß

- Puls tachykard

Maßnahmen:
RS/RA:
- Beruhigung

- Lagerung ⟶

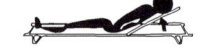

- Sauerstoffgabe
- Verband (beide Augen)
- Wärmeerhaltung
- ständige Puls- und RR-Überwachung
- venöser Zugang – Ringer-Laktat-Infusion
- Transport in eine Klinik mit augenärztlichem Dienst

NA:
- körperliche Untersuchung
- selten Volumenersatz, z.B. HÄS 200 (500 ml)
- Medikamente:
  - Sedierung ⟶ z.B. Valium® (5 – 10 mg)
  - Schmerzbekämpfung ⟶ z.B. Morphin (5 – 10 mg)

Merke:
- Bei Verkehrsunfällen mit Glasschäden (Windschutzscheibe) stets an mögliche Augenverletzungen denken.
- Bei Verätzungen: reichlich spülen, Isogutt® (250 ml), ersatzweise: NaCl 0,9%-Lösung vom Körper weglaufen lassen.
- Lokalanästhesie mit Novesine
- Keine Salbe, Tropfen etc. in das geschädigte Auge.

GLAUKOM-ANFALL

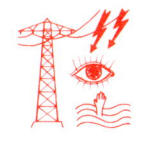

- Durch Abflußstörung des Augenkammerwassers kommt es zur akuten Erhöhung des Augeninnendrucks (meist ältere, weitsichtige Personen)

Angaben:
- Schmerzen, Übelkeit, Sehstörungen

- *einseitige Augenrötung*
- *weite, lichtstarre, entrundete Pupille*

- *steinharter Augapfel*

- Blutdruck erhöht

Maßnahmen:
RS/RA:
- Beruhigung
- Lagerung ⟶
- Sauerstoffgabe
- evtl. 1 – 2 Gläser Alkoholika (Rum, Cognac, etc.)
- Wärmeerhaltung
- ständige Puls- und RR-Überwachung
- venöser Zugang – Ringer-Laktat-Infusion

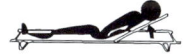

NA:
- körperliche Untersuchung
- Medikamente:
  - Pupillenverengung ⟶ z.B. Pilocarpin Augentropfen 1% (alle 10 min 1 Tropfen)
  - Sedierung ⟶ z.B. Valium® (5 – 10 mg)
  - Schmerzbekämpfung ⟶ z.B. Morphin (5 – 10 mg)

Merke:
- Wegen der häufig uncharakteristischen Beschwerden (Atemnot, Erbrechen) besteht stets die Gefahr einer **F**ehldiagnose (z.B. Herzinfarkt, akutes Abdomen).

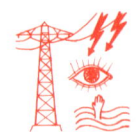

TAUCHUNFALL – DRUCKFALLKRANKHEIT

- Häufigste lebensbedrohliche Schädigung im Zusammenhang mit Tauchen: Pneumothorax.
- Bei zu schnellem Aufstieg aus größerer Tiefe (> 10 m) perlt im Gewebe gelöstes Gas aus (Luftembolie).

Angaben:
- *Schwindel, Hautjucken* (Taucherflöhe), Gefühlsstörungen, *Schmerzen* in Gelenken, Knochen, Ohren

- Bewußtseinsstörung bis Bewußtlosigkeit
- Hautrötung
- evtl. Erbrechen
- evtl. Krämpfe
- evtl. Lähmungen

- beim Abhören evtl. einseitig fehlendes Atemgeräusch (Pneumothorax)

- Puls tachykard, evtl. arrhythmisch

- Sauerstoffsättigung vermindert
- Blutdruckabfall

Maßnahmen:
RS/RA:
- Beruhigung
- Lagerung ⟶
- Freimachen – Freihalten der Atemwege
- Sauerstoffgabe, ggf. Beatmung
- Wärmeerhaltung
- ständige Puls-, RR- und EKG-Überwachung
- venöser Zugang – Ringer-Laktat-Infusion
- Transport in eine Druckkabine (Rekompression nach Schema)

NA:
- körperliche Untersuchung
- ggf. Pneumothoraxpunktion
- ggf. Volumenersatz ⟶ z.B. HÄS 200 (500 ml)
- Medikamente:
  - Sedierung ⟶ z.B. Valium® (5 – 10 mg)
  - Schmerzbekämpfung ⟶ z.B. Morphin (5 – 10 mg)

Merke:
- Von den Störungen durch zu raschen Druckabfall sind Notfälle aufgrund falscher Zusammensetzung des Atemgases, z.B. Stickstoffnarkose (Tiefenrausch), CO-, CO_2- und Sauerstoffvergiftung sowie Ertrinkungsunfälle abzutrennen.

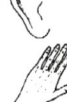

ERTRINKEN

S. a. Unterkühlung S. 217

- Die Unterscheidung in nasses und trockenes bzw. Süß- und Salzwasser-Ertrinken hat für die Erstversorgung KEINE Bedeutung.

Angaben:
- *Unfallmechanismus,* Verlauf

- Bewußtseinsstörung bis Bewußtlosigkeit
- Blässe bis Zyanose
- *Atemstörung bis Atemstillstand*
- evtl. Begleitverletzungen, z.B. Halswirbelschädigung

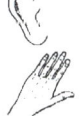

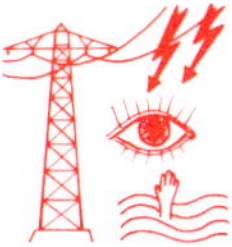

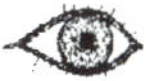

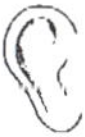

- evtl. Atemwegsverlegung
- evtl. Rasselgeräusche

- kalte Extremitäten
- Puls tachykard, evtl. bradykard, arrhythmisch, evtl. Kreislaufstillstand

- Sauerstoffsättigung vermindert
- evtl. Blutdruckabfall

Maßnahmen:
RS/RA:
- evtl. Rettung
- NICHT ausschütteln, sondern

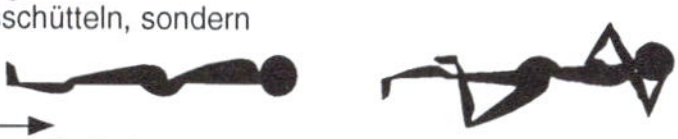

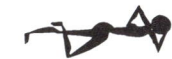

- Lagerung →
- Freimachen – Freihalten der Atemwege
- Sauerstoffgabe, ggf. Beatmung
- ggf. Reanimation
- Wärmeerhaltung (nasse Kleidung entfernen)
- ständige Puls-, RR- und EKG-Überwachung
- venöser Zugang – langsame Ringer-Laktat-Infusion

NA:
- großzügige Indikation zur Intubation und Beatmung (PEEP)
- ggf. Bronchiallavage (s.S. 67)
- Magensonde (absaugen)

Merke:
- Wegen der Gefahr des »sekundären Ertrinkens« (Lungenödem) ist der Patient unbedingt auf eine Intensivtherapiestation zu bringen!
- Wegen der oft großen Mengen an verschlucktem Wasser (voller Magen) hohe Aspirationsgefahr.
- Keine Maßnahmen zur Lungendrainage (»Ausschütteln«).

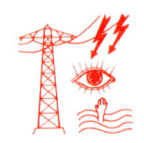

NIEDERSPANNUNGSUNFALL (unter 1000 V)
Haushaltsstrom

Viereckiges Schild, gelber Untergund mit schwarzem Spannungspfeil.

- Hauptsächlich elektrophysiologische Wirkung *(Herzrhythmusstörungen, Bewußtseinsstörungen)*.
- evtl. Frakturen (z.B. Sturzverletzungen).

- Bewußtseinsstörung bis Bewußtlosigkeit
- Patient krampfend am elektrischen Leiter

- *Puls evtl. tachykard, arrhythmisch*

- Blutdrucksteigerung

Maßnahmen:
RS/RA:
- evtl. Rettung s.S. 19
- Lagerung ⟶
- Freimachen – Freihalten der Atemwege
- Sauerstoffgabe, ggf. Beatmung
- evtl. Ruhigstellung von Frakturen
- Wundverband
- ständige Puls-, RR- und EKG-Überwachung
- venöser Zugang – Ringer-Laktat-Infusion
- Wärmeerhaltung

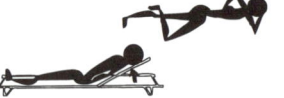

NA:
- körperliche und neurologische Untersuchung
- Medikamente:
  - Sedierung ⟶ z.B. Valium® (5 – 10 mg)
  - Rhythmusstörungen ⟶ z.B. Xylocain® (100 mg), z.B. Isoptin® (2,5 – 5 mg)
  - Schmerzbekämpfung ⟶ z.B. Morphin (5 – 10 mg)

Merke:
- Bei Stromunfällen ist die Eigensicherung des Rettungspersonals vorrangig.

HOCHSPANNUNGSUNFALL (über 1000 V)
Überlandleitungen, Bundesbahnleitungen,
Elektrizitätswerke

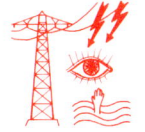

S. a. Verbrennung S. 215

Viereckiges Schild, gelber Untergrund mit rotem Spannungspfeil.

- Hauptsächlich elektrothermische Wirkung *(Verbrennung)*
- evtl. Frakturen (z.B. Wirbelfrakturen durch Stromeinwirkung, Sturzverletzungen)

- Patient »klebt« evtl. durch Muskelkrämpfe am spannungsführenden Leiter
- Bewußtseinsstörung bis Bewußtlosigkeit
- *Strommarken,* evtl. Verkohlungen
- Verbrennungen

- *Puls* tachykard, evtl. *arrhythmisch,* evtl. Kreislaufstillstand

- Blutdruckabfall

Maßnahmen:
RS/RA:
- Rettung des Verletzten nur durch Feuerwehr oder VDE-Fachleute
- Lagerung ⟶
- Freimachen – Freihalten der Atemwege
- Sauerstoffgabe, ggf. Beatmung
- ggf. Reanimation
- evtl. Ruhigstellung von Frakturen
- Verband (Verbrennungsbehandlung)
- ständige Puls-, RR- und EKG-Überwachung
- Wärmeerhaltung
- venöser Zugang – Ringer-Laktat-Infusion

NA:
- körperliche und neurologische Untersuchung
- Volumenersatz ⟶ z.B. HÄS 200 (500 – 1000 ml)
- Medikamente:
  - Sedierung ⟶ z.B. Valium® (5 – 10 mg)
  - Schmerzbekämpfung ⟶ z.B. Morphin (5 – 10 mg)
    ggf. Narkoseeinleitung
  - Rhythmusstörungen ⟶ z.B. Xylocain® (100 mg)
    z.B. Isoptin® (2,5 – 5 mg)
  - Ausscheidungssteigerung z.B. Lasix® (20 – 40 mg)

Merke:
- Bei Stromunfällen ist die Eigensicherung des Rettungspersonals vorrangig.
- Sicherheitsabstand beachten (= 1 cm/1000 V), Hochspannungsleitung z.B. 380.000 V: mindestens 3,80 m Abstand.

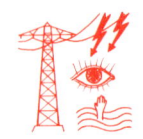

HÖHENKRANKHEIT

- Bei Abnahme des Gesamtluftdruckes (Barometerdruck in 5000 m Höhe etwa halb so hoch wie auf Meereshöhe) sinkt auch der Sauerstoffgehalt des Blutes entsprechend ab.

Angaben:
- *Atemnot,* Herzklopfen, *Kopfschmerzen,* Übelkeit

- Unruhe, evtl. Bewußtseinsstörung
- Blässe, evtl. Zyanose
- schnelle, flache Atmung
- evtl. schaumiger, blutiger Auswurf (schwerste Form)

- *Husten*
- feine Rasselgeräusche (Lungenödem)

- feuchte, kühle Haut
- Puls tachykard, bradykard, evtl. arrhythmisch, schlecht tastbar

- Sauerstoffsättigung vermindert
- evtl. Blutdruckanstieg, später Blutdruckabfall

Maßnahmen:
RS/RA:
- Beruhigung

- Lagerung ⟶

- Sauerstoffgabe, ggf. Beatmung
- Wärmeerhaltung
- ständige Puls-, RR- und EKG-Überwachung
- venöser Zugang – langsame Ringer-Laktat-Infusion
- baldmöglicher Transport in geringere Höhenlage

NA:
- körperliche Untersuchung
- ggf. Intubation und Beatmung
- Medikamente:
  - Sedierung ⟶ z.B. Psyquil® (5 – 10 ml)
    z.B. Morphin (3 – 5 mg)
  - Ausschwemmung ⟶ z.B. Lasix® (20 – 60 mg)
  - evtl. Herzentlastung ⟶ z.B. Nitrolingual-Spray (2 – 4 Hübe)

Merke:
- Mit dem Auftreten einer akuten Höhenkrankheit muß vor allem bei nichthöhenangepaßten und/oder herz-kreislaufkranken Personen gerechnet werden (schneller Aufstieg in Höhen über 2000 m mit Bergbahnen).

NOTFALLMEDIKAMENTE

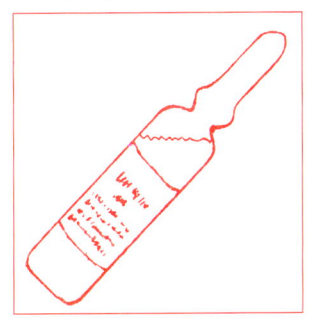

Wenn auch die lebensrettenden Sofortmaßnahmen, z.B. Rettung und Lagerung des Patienten, Blutstillung, ggf. Beatmung und extrathorakale Herzdruckmassage, die Grundlage der Erstversorgung von Notfallpatienten bilden, so ist meist erst durch gezielte Anwendung bestimmter Medikamente eine Besserung und Stabilisierung der Situation möglich.

Der Übersichtlichkeit halber sind die Notfallmedikamente in sechs Gruppen eingeteilt, wobei es natürlich zu gewissen Überschneidungen kommt.

Medikamente zur:

Gruppe A	- Behandlung von Atemstörungen
Gruppe B	- Behandlung von Herz- und Kreislauffunktionsstörungen
Gruppe C	- Schmerzbekämpfung und Sedierung
Gruppe D	- Narkoseeinleitung
Gruppe E	- Behandlung spezieller Notfälle
Gruppe F	- Infusionslösungen

Merke:
- Verfalldatum beachten!
  Haltbarkeit: Plastikbeutel: 2 Jahre,
  Glasflaschen, Ampullen: 5 Jahre

ADALAT 5 ®:

Gruppe B
Nifedipin

1 Kapsel enthält 5 mg Nifedipin

Dosierung:	1 – 2 Kapseln zerbeißen lassen bzw. aufstechen und unter die Zunge geben; in der hypertonen Krise zusätzlich eine Kapsel schlucken lassen.
Wirkungsweise:	● Gegenspieler des Kalziums: Hemmung des Kalzium-Einstroms in die Zelle ● Erweiterung der Herzkranzgefäße und der peripheren arteriellen und venösen Gefäße ⟶ Blutdrucksenkung ● Senkung des Sauerstoffbedarfs des Herzens
Indikation:	● hypertone Krise ● koronare Herzkrankheit
Nebenwirkung:	● Blutdruckabfall ● Tachykardie ● Kopfschmerzen, Schwindel ● Übelkeit ● Gesichtsrötung
Kontraindikation:	● Hypotonie ● Schwangerschaft, (Prae-)Eklampsie
Bemerkung:	● Wirkungseintritt: 2 – 3 Min. nach Zerbeißen der Kapsel. ● Es kann 15 – 30 Min. nach Einnahme der Kapseln zu retrosternalen Schmerzen kommen. ● Vorsicht bei Dialysepatienten, da ein deutlicher Blutdruckabfall durch Gefäßerweiterung eintreten kann. ● Kombination mit anderen blutdrucksenkenden Medikamenten, z.B. Nitrolingual®, Lasix®, ist möglich. ● Therapie einer Adalat®-Intoxikation: Kalzium 10% (10 – 20 ml) s.S. 238 zusätzlich bei Bradykardie: Atropin (0,5 – 1,0 mg), s.S. 235 ggf. Alupent (0,1 – 0,5 mg), s.S. 234 bei Blutdruckabfall: Dopamininfusion, s.S. 240

AKRINOR®:
Gruppe B
Theodrenalin und Cafedrin

2-ml-Ampulle enthält 10 mg Theodrenalin und 200 mg Cafedrin

Dosierung:	0,5 – 1 ml i.v.

Wirkungsweise:
- *Kreislaufaktivierung*
  - durch Erhöhung der Pumpleistung des Herzens
  - durch Engstellung der (venösen) Blutgefäße

Indikation:
- Hypotonie durch vegetative Störungen (z.B. vaso-vagale Synkope [Kombination mit Atropin])
- relativer Volumenmangel durch Fehlverteilung, z.B. Hitzeohnmacht

Nebenwirkung:
- Tachykardie oder Bradykardie
- Herzklopfen
- pektangiöse Beschwerden
- Atemstimulation

Kontraindikation:
- echter Volumenmangel
- Hypertonie
- Glaukom
- koronare Herzerkrankung

Bemerkung:
- Beim echten Volumenmangel hat Akrinor® nur blutdruckkosmetische Wirkung. Es verschleiert dann den tatsächlichen Volumenmangel. Hier hat eine dem Volumenverlust entsprechende, ausreichende Infusion von kolloidalen Volumenersatzmitteln, z.B. HÄS 200, zu erfolgen.

- Alternativ kommt die Bereithaltung von Effortil® (Etilefrin) oder noch besser Novadral® (Norfenefrin) in Betracht, wobei diese Substanzen aus pharmakologischer Sicht Vorteile gegenüber Akrinor® besitzen. Sie bewirken vor allem eine Engstellung der Gefäße (Alpha-Stimulation) ohne ausgeprägte Nebenwirkungen am Herzen.

- Akrinorampullen enthalten Natriumdisulfit als Lösungsvermittler:
Vorsicht bei Patienten mit Neigung zu Überempfindlichkeitsreaktionen. Hier besteht die Gefahr der Auslösung von entsprechenden Anfällen.

ASPISOL®:

Gruppe C
Acetylsalicylsäure

5-ml bzw. 1-g-Injektionsflasche enthält 0,9 g DL-Lysinmonoacetylsalicylat entspr.
0,5 g Acetylsalicylsäure Trockensubstanz zu lösen mit 5 ml Aqua für Injektionszwecke.

Dosierung:	500 mg langsam i.v.
Wirkungsweise:	● Hemmung der Prostaglandinsynthese ● Schmerzlinderung ● Fiebersenkung ● Entzündungshemmung ● Hemmung der Thrombozytenaggregation
Indikation:	● Leichte bis mittelschwere Schmerzzustände ● Akute Thrombosen, Embolien ● Dringender Verdacht auf Herzinfarkt (klinische Symptome, ST-Veränderungen im EKG)
Nebenwirkung:	● Magenbeschwerden ● Magen-Darm-Blutungen ● Überempfindlichkeitsreaktionen, z.B. Bronchospasmus, Hautreaktionen
Kontraindikation:	● Schwere Nierenfunktionsstörung ● Magen-Darm-Geschwüre ● ausgeprägte Blutungsneigung ● gleichzeitige Behandlung mit gerinnungshemmenden Arzneimitteln ● evtl. Asthma bronchiale ● evtl. Spätschwangerschaft
Bemerkung:	● Die Wirkung von Diuretika, z.B. Lasix®, wird vermindert. Für die Notfallmedizin sind die Nebenwirkungen abgesehen von der Problematik des Einsatzes bei Patienten mit Magengeschwüren, von nur untergeordneter Bedeutung.

ATROPIN:

Gruppe B
Atropinum sulfuricum

a) 1-ml-Ampulle enthält 0,5 mg Atropinum sulfuricum
b) 10-ml-Ampulle enthält 100 mg Atropinum sulfuricum

Dosierung:
a) 0,5 – 3 mg i.v. (1-ml-Ampulle)
b) 50 – 100 mg zu Beginn i.v. (10-ml-Ampulle)

Wirkungsweise:
- Hemmung der Wirkung des am parasympathischen Nervenende freigesetzten Acetylcholins auf das Erfolgsorgan (*Parasympathicolyse* bzw. Vagolyse)
  ⟶ Steigerung der Herzfrequenz
  ⟶ Hemmung der Speichel-, Schleim- und Schweißsekretion
  ⟶ Verminderung des Tonus der glatten Muskulatur
  ⟶ Erweiterung der Pupillen

Indikation:
a)
- Sinusbradykardie
- Vagusdämpfung bei Intubation

b)
- Vergiftung mit Alkylphosphaten, z.B. E 605® (Zeichen: Abgesehen von der akuten Morphinvergiftung die einzige Form des Kreislaufstillstandes mit engen Pupillen)

Nebenwirkung:
- Tachykardie, Arrhythmie
- Akkomodationsstörungen (schlechte Anpassung des Auges auf Nah- und Fernsehen)
- Pupillenerweiterung (Mydriasis)
- Mundtrockenheit

Kontraindikation:
- Tachykardie
- Akutes Glaukom (grüner Star)

Bemerkung:
- Alternativ zur intravenösen Gabe kommt die endotracheale Gabe der (zwei- bis dreifachen) Dosis in Betracht, wenn nicht schnell genug ein venöser Zugang zur Verfügung steht.

- Bei der E-605®-Vergiftung wird Atropin als nur *teilweises!* Antidot eingesetzt. Es hebt zwar die Alkylphosphatwirkung am Herzen auf, nicht jedoch die zentrale und periphere Atemlähmung. Deshalb muß die Atemfunktion des Patienten genau beobachtet und ggf. künstlich beatmet werden.

- Therapie einer Atropin-Intoxikation:
Anticholium® (0,03 mg/kg KG)
ggf. Visken® (0,1 – 0,4 mg) und
Sedierung: Valium® (5 – 10 mg).

BEROTEC 200 ®:

Gruppe A
Fenoterol

1 Hub Spray enthält 0,2 mg Fenoterol

Dosierung:	2 – 3 Hübe, zur Wehenhemmung: 5 Hübe
Wirkungsweise:	● In erster Linie *Beta-2-Stimulation:* Weitstellung der Bronchien, Gefäße und der glatten Muskulatur ● Abnahme des Atemwiderstandes ● Wehenhemmung ● geringe Beta-1-Stimulation: Steigerung der Herzkraft und der Herzfrequenz
Indikation:	● Asthma bronchiale ● Krankheitsbilder mit enggestellten Atemwegen ● Bevorstehende Geburt ⟶ Wehenhemmung
Nebenwirkung:	● Herzklopfen ● Tachykardie ● evtl. Blutdruckabfall ● Unruhe
Kontraindikation:	● Tachykardie, Arrhythmie ● frischer Herzinfarkt ● unter der Geburt stehende Frauen ● Schilddrüsenüberfunktion
Bemerkung:	● Wichtig: Richtige Anwendungstechnik beachten ⟶ Patient muß im Moment der Spraygabe einatmen. ● Die maximale Wirkung wird etwa nach 15 Minuten erreicht und hält etwa 4 – 6 Stunden an. ● Die durch Berotec® mögliche Wehenhemmung (gleiche Wirksubstanz wie Partusisten®) sollte nur eingesetzt werden, solange die Frau nicht unmittelbar unter der Geburt steht (Wehenpause über 2 Minuten). Sind die Wehenpausen kleiner, sollte die Geburt an Ort und Stelle vollendet werden. ● Bei Überdosierungserscheinungen (Tachykardie, Arrhythmie, Extrasystolie): Gabe von Betablockern, z.B. Visken® (0,1 – 0,4 mg).

BUSCOPAN®

Gruppe C
Butylscopolam

1-ml-Ampulle enthält 20 mg N-Butylscopolaminiumbromid

Dosierung:	1 Ampulle langsam i.v.

Wirkungsweise:
- Hemmung der Parasympathikus-(Vagus-) Wirkung auf die glatte Muskulatur des Magen-Darm-Trakts, der Gallen- und der ableitenden Harnwege ⟶ krampflösende Wirkung
- Hemmung der motorischen Funktion ⟶ Verlangsamung der Magenentleerung

Indikation:
- Krampf- und kolikartige Schmerzen, z.B. Gallenkolik, Nierenkolik

Nebenwirkung:
- Blutdruckabfall
- Tachykardie
- Mundtrockenheit
- Hemmung der Schweißbildung
- Pupillenerweiterung
- Akkomodationsstörung (schlechte Anpassung der Augen auf Nah- und Fernsehen)
- Lichtempfindlichkeit
- Harnverhaltung

Kontraindikation:
- Glaukom (grüner Star)
- Hypotonie
- Tachyarrhythmie
- Stenosen im Magen-Darm-Trakt
- Prostatahypertrophie

Bemerkung:
- Um die klinische Diagnostik nicht zusätzlich zu erschweren, sollte Buscopan ® nicht bei unklarem (akutem) Abdomen oder Abdominaltrauma verwendet werden.

DORMICUM V5®:

Gruppe C
Midazolam

5-ml-Ampulle enthält 5 mg Midazolamhydrochlorid

Dosierung:	nach Indikation und Wirkung Sedierung: 0,01-0,05 mg/kgKG, z.B. 1-3 mg Krampfunterbrechung: 0,15-0,2 mg/kgKG, z.B. 10-15 mg
Wirkungsweise:	● Dämpfung des Zentralnervensystems ● Beruhigend, angstlösend ● Anhebung der Krampfschwelle
Indikation:	● Erregungszustand ● Zerebraler Krampfanfall
Nebenwirkung:	● Blutdruckabfall ● Atemdepression ● Paradoxe Reaktionen (Erregungszustände)
Kontraindikation:	● Deutlich eingeschränkte Atemfunktion ● Myasthenia gravis (sehr seltene Erkrankung mit Störung der Erregungsübertragung an den Nervenendigungen in der Muskulatur)
Bemerkung:	● Daneben wird Dormicum 5® (1-ml-Ampulle mit 5 mg Midazolam) und Dormicum 15® (3-ml-Ampulle mit 15 mg Midazolam) angeboten. Dormicum® ist eng mit Valium® verwandt, hat aber eine wesentlich kürzere Wirkdauer. Bei versehentlicher intraarterieller Injektion Nekrosegefahr. Therapie einer Dormicum® Überdosierung: Anexate® (initial 0,2 mg, dann jede Minute 0,1 mg bis zum Aufwachen des Patienten).

DOPAMIN:

Gruppe B
Dopamin

50-ml-Ampulle enthält 250 mg Dopamin

Nur mit Spritzenpumpen zuführen!
2-20 µg/kgKg/min kontinuierlich

Dosierung:	s. Tabelle
Wirkungsweise:	• *Alpha-Rezeptorenstimulation:* Engstellung der Gefäße in der Peripherie, z.B. Haut, Muskulatur • *Beta-Rezeptorenstimulation:* Erhöhung der Herzkraft und -frequenz, Erweiterung der Bronchien
Indikation:	• ausgeprägte Herzleistungsschwäche, insbesondere kardiogener Schock • akute Herz-Kreislauf-Insuffizienz, z.B. septischer Schock
Nebenwirkung:	• Tachykardie • Herzrhythmusstörungen, z.B. Extrasystolen • Verminderung der peripheren Durchblutung • Erhöhung des Sauerstoffverbrauches des Herzens
Kontraindikation:	• Volumenmangelschock • Tachykardie
Bemerkung:	• **WICHTIG:** Unter Dopaminbehandlung ständig Herzfrequenz (Monitor) und Blutdruck kontrollieren!

Dosierungstabelle für Dopamin (250 mg in 50 ml)								
Körpergewicht:	40 kg	50 kg	60 kg	70 kg	80 kg	90 kg	100 kg	120 kg
Dosis: (µg/kgKg x min)								
2,0	1,0	1,2	1,4	1,7	1,9	2,2	2,4	2,9
5,0	2,4	3,0	3,6	4,2	4,8	5,4	6,0	7,2
8,0	3,8	4,8	5,8	6,7	7,7	8,6	9,6	11,5
10,0	4,8	6,0	7,2	8,4	9,6	10,8	12,0	14,4
12,5	6,0	7,5	9,0	10,5	12,0	13,5	15,0	17,5
15,0	7,2	9,0	10,8	12,6	14,4	16,2	18,0	21,6
17,5	8,4	10,5	12,6	14,7	16,8	18,9	21,0	25,2
20,0	9,6	12,0	14,4	16,8	19,2	21,6	24,0	28,8

EBRANTIL®:

Gruppe B
Urapidil

10-ml-Ampulle enthält 50 mg Urapidil

Dosierung:	Initial: 10 – 25 – 50 mg langsam i.v., evtl. nach 2 min halbe Dosis wiederholen
Wirkungsweise:	● Verminderung des Sympathikotonus durch Angriff an zentralen Strukturen (Beeinflussung des Vasomotorenzentrums im verlängerten Rückenmark) ● Blockade der Alpha-Rezeptoren der Gefäßmuskulatur ⟶ Weitstellung der Gefäße
Indikation:	● Hypertone Krise ● Schwere Hypertonie ● Kontrollierte Blutdrucksenkung bei Hochdruckpatienten während und nach Operationen
Nebenwirkung:	● Schwindel, Kopfschmerzen, Unruhe ● Herzklopfen, pektanginöse Beschwerden, Schweißausbruch ● Atemnot
Kontraindikation:	● Aortenisthmusstenose ● Arterio-venöse Shunts ● Schwangerschaft
Bemerkung:	● Die blutdrucksenkende Wirkung kann durch gleichzeitig verabreichte blutdrucksenkende Medikamente (z.B. Adalat®, Nitrolingual®, Lasix®) verstärkt werden. ● Ebrantil® eignet sich besonders zur Blutdrucksenkung bei Patienten mit beeinträchtigter Hirnfunktion (erhöhtem Hirndruck), da es zu keiner Hirndrucksteigerung führt.

Gruppe A
EUPHYLLIN 200®: Theophyllin

10-ml-Ampulle Euphyllin® 200 enthält 200 mg Theophyllin H_2O-frei + 151,6 mg Natriumacetat-Trihydrat

Dosierung:	Initial: 5 mg/kg KG (z.B. 400 mg) langsam i.v. bei Theophyllin–Vorbehandlung: initial 3 mg/kgKG (z. B. 200 mg) langsam i.v. dann: 0,5 mg/kg KG/Stunde, z.B. 500 ml Trägerlösung (RL) + 200 mg Euphyllin® ⟶ 25 – 50 Tropfen/min
Wirkungsweise:	● *Erweiterung der Bronchien* mit Herabsetzung des Atemwegswiderstandes ● Stimulation des Atemzentrums im Gehirn ● Erniedrigung des Widerstandes im kleinen Kreislauf ● Abnahme des venösen Rückstroms ● Verbesserung der Zwerchfellfunktion ● Förderung der Nierenfunktion
Indikation:	● Asthma bronchiale ● Krankheitsbilder mit enggestellten Atemwegen ● Status asthmaticus ● Akute Rechtsherzinsuffizienz
Nebenwirkung:	● Tachykardie, Arrhythmie ● Unruhe ● Übelkeit, Erbrechen ● Kopfschmerz ● Blutdruckabfall ● Gesteigerte Urinproduktion ● Erhöhte Krampfneigung (Kinder)
Kontraindikation:	● Tachykardie ● Hypertonie ● Herzinfarkt ● Kardiogener Schock ● Epilepsie ● Schilddrüsenüberfunktion
Bemerkung:	● Bei der Behandlung des schweren Asthma-Anfalles wird man zusätzlich Medikamente, die auf die sympathische Nervenendigungen wirken (Beta$_2$-Stimulator), z.B. Berotec®-Spray und eventuell auch Glucocorticoide, z.B. Solu Decortin® H, einsetzen. ● Therapie einer Euphyllin®-Intoxikation: Isoptin® (2,5 – 5 mg), ggf. Sedierung: Valium® (5 – 10 mg), Flüssigkeitszufuhr.

FENISTIL®:

Gruppe E
Dimetinden

4-ml-Ampulle enthält 4 mg Dimetindenmaleat

Dosierung:	1 mg/10 kg KG langsam i.v. (entspr. 7 ml bei 70 kg-Patienten)
Wirkungsweise:	● Hemmung der Histaminfreisetzung (Antihistaminicum, H1-Blocker) ● Herabsetzung der Gefäßdurchlässigkeit ● Minderung des Juckreizes
Indikation:	● Überempfindlichkeitsreaktionen, z.B. Hautrötung, Juckreiz ● Allergische Erkrankungen, z.B. Heuschnupfen, Hautallergie ● Vermeidung von Überempfindlichkeitsreaktionen bei Kombination mit Glucocorticoiden, z.B. Solu Decortin® H
Nebenwirkung:	● Übelkeit ● Müdigkeit ● Mundtrockenheit
Kontraindikation:	● in der Notfallmedizin - keine
Bemerkung:	● Wirkungsverstärkung von Beruhigungsmitteln, Narkosemitteln, Schmerzmitteln und Alkohol ● Im Zweifelsfall auch bei leichteren allergischen Reaktionen (Schweregrad I und II) zusätzlich Glucocorticoide, z.B. Solu Decortin® H (250 mg) ● Bei Reaktionen der Schweregrade III und IV ist Suprarenin® das Mittel der ersten Wahl. Zusätzlich sofortige Schnellinfusion, z. B. Ringer-Laktat (s. S. 95).

GILURYTMAL 10® **Gruppe B**
Ajmalin

10-ml-Ampulle enthält 50 mg Ajmalin

Dosierung:	25-50 mg langsam i.v.
Wirkungsweise:	● Hemmung des Natriumeinstromes (Membranstabilisierung) ● Hemmung der Erregungsbildung und -ausbreitung (Klasse Ia Antiarrhythmikum)
Indikation:	● Supraventrikuläre Tachykardie, besonders AV-Knoten-Reentry, WPW-Syndrom ● Ventrikuläre Extrasystolie (Couplets, Salven) ● Ventrikuläre Tachykardie
Nebenwirkung:	● Verminderung der Kontraktionskraft des Herzens (Blutdruckabfall) ● Höhergradige AV-Blockierung ● QRS-Verbreiterung ● Bradykardie
Kontraindikation:	● Bradykardie ● Reizleitungsstörung, AV-Block ● Tachykardie infolge Herzdekompensation
Bemerkung:	Gilurytmal ® nicht mit Lasix ® und Natriumbikarbonat zusammen injizieren (Ausfällung). Gilurytmal ® hat eine kurze Wirkungsdauer, ggf. Nachinjektion bzw. kontinuierliche Zufuhr (Spritzenpumpe: 0,5-1mg/kgKG/h)

Gruppe E
Glucose

GLUCOSE 50®:

10-ml-Ampulle enthält 5g Glucose

Dosierung:	3 - 8 Ampullen initial ≙ 15 - 40 g Glucose Weitere Dosierung nach Wirkung
Wirkungsweise:	● Anheben des Blutzuckerspiegels ● Unmittelbar nach Injektion kommt es zum Einstrom von Glucose in die Zellen (vor allem im Gehirn) und so zur Besserung der Symptome
Indikation:	● Hypoglycämie, BZ unter 60 mg/ml (3,3 mmol/l)
Nebenwirkung:	● Venenreizung (hochkonzentrierte Lösung: deshalb nur parallel zur laufenden Infusion, z.B. Ringer-Laktat-Lösung injizieren)
Kontraindikation:	● Nachgewiesene Hyperglykämie, BZ über 100 mg/100ml (8,3 mmol/l)
Bemerkung:	● Zeichen der akuten Unterzuckerung (Hypoglykämie): Schwächegefühl, nervöse Unruhe, Zittern, Schwitzen, Heißhunger, später Schläfrigkeit bis zur Bewußtlosigkeit, Krämpfe. ● Regel: Bei jeden komatösen Patienten BLUTZUCKER-BESTIMMUNG mit einem Teststreifen ● Insbesondere bei Patienten mit chronischem Alkoholgenuß und bei Insulin-pflichtigen Diabetikern ist mit Hyperglykämien zu rechnen. ● Steht kein Teststreifen zur Verfügung, so können drei Ampullen Glucose 50% zur Unterscheidung Hypoglykämie - Hyperglykämie gegeben werden. Bei Unterzuckerung wird der Patient erwachen, während beim hyperglykämischen Koma keine Besserung eintritt. Umgekehrt darf Insulin *niemals* als diagnostisches Hilfsmittel hier eingesetzt werden, da es bei Unterzuckerung zu schwersten Hirnschäden kommen kann.

HAES-STERIL® 6%:

Gruppe F
Hydroxyäthylstärke

500-ml-Beutel enthält 6% Hydroxyäthylstärke in NaCl 0,9%

Dosierung:	Je nach Volumenverlust bis zu 20 ml/kg KG/Std. initial

Wirkungsweise:
- Ersatz von verlorenem Blutvolumen (kolloidales Volumenersatzmittel)
- Förderung der Mikrozirkulation
- Plasmahalbwertzeit (Zeitraum, nach dem die Hälfte der infundierten Menge noch in der Blutbahn vorhanden ist) liegt bei 4 – 6 Stunden

Indikation:
- Blutverluste (nach innen und außen)
- Volumenmangelschock, z.B. Verbrennung

Nebenwirkung:
- Verlängerung der Blutungszeit
- Allergische Reaktionen (selten)

Kontraindikation:
- Schwere Blutgerinnungsstörungen
- Manifeste Niereninsuffizienz
- Dekompensierte Herzinsuffizienz
- Frühschwangerschaft

Bemerkung:
- Geringeres Risiko von schweren allergischen Reaktionen als bei Dextran 60 (Macrodex®, Schiwadex®), dennoch sollten die ersten 20 – 50 ml Haes-steril® 6% langsam und unter sorgfältiger Beobachtung des Patienten infundiert werden.
- Deutlich geringere Beeinträchtigung der Gerinnung als durch Dextran 60 (Macrodex®, Schiwadex®), das grundsätzlich als alternative Substanz in Betracht kommt.

- In begründeten Fällen (anhaltende schwere Blutung) kann die empfohlene Maximaldosis auch überschritten werden, ohne daß zusätzliche schwerwiegende, über den Verdünnungseffekt hinausgehende Störungen der Gerinnung befürchtet werden müssen.

Gruppe D
HYPNOMIDATE®: Etomidat

10-ml-Ampulle enthält 20 mg Etomidat

Dosierung:	0,15 – 0,30 mg/kg KG (bei 70-kg-Patienten ≙ 10 – 20 ml, max. 80 ml) i.v.
Wirkungsweise:	● Zentral angreifendes, kurz wirksames Narkotikum ● Schneller Wirkungseintritt ● Geringe Atemdepression ● Geringe Beeinflussung des Herz-Kreislauf-Systems ● Senkung des Hirndruckes ● Krampfdurchbrechung
Indikation:	● Einleitung einer Narkose ● Intubation ● Kardioversion ● Status epilepticus
Nebenwirkung:	● Unkontrollierte Bewegungen (Fibrillieren, Zucken) einzelner oder mehrerer Muskelgruppen ● Venenschmerzen bei der Injektion
Kontraindikation:	● Säuglinge, Kinder ● Alkohol-Tabletten-Intoxikation ● (Schwangerschaft)
Bemerkung:	● Hypnomidate® sollte nur unter Narkosebedingungen (Intubation, Beatmung) angewendet werden. ● Hypnomidate® hat keine analgetische Wirkung ⟶ zur Narkoseführung (z.B. beim Polytrauma) nur in Kombination mit einem Schmerzmittel, z.B. Morphin (3 – 5 mg), verwenden. ● In seltenen Fällen kann es nach Anwendung von Hypnomidate® zu einem Versagen der Produktion bestimmter körpereigener Hormone kommen (akute Nebennierenrindeninsuffizienz). ● Hypnomidate® sollte gundsätzlich nicht gleichzeitig mit anderen Medikamenten, insbesondere Lasix®, Trapanal®, Valium® und Katecholaminen (Alupent®, Dobutrex®, Dopamin®, Suprarenin®) injiziert werden (Ausfällung bzw. Inaktivierung). ● In Fettemulsionen gelöstes Etomidate (z.B. Etomidate Lipuro) ist wegen der Temperaturempfindlichkeit nicht für den Rettungsdienst geeignet.

ISOPTIN®: **Gruppe B**
Verapamil

2-ml-Ampulle enthält 5 mg Verapamil

Dosierung:	2,5 – 5 mg langsam i.v.
Wirkungsweise:	• Gegenspieler des Kalziums (am Herzmuskel) • Hemmende Wirkung auf den Ca^{++}-Einstrom an der Herzmuskelzelle • *Antiarrhythmische Wirkung* durch Verlangsamung der Erregungsleitung und -ausbreitung im Herzmuskel • Verminderung der Überleitung von Vorhof auf Kammer • Periphere Gefäßerweiterung
Indikation:	• Tachykarde Rhythmusstörungen (vor allem supraventrikuläre und absolute Tachyarrhythmien) • Vorhofflattern • Vorhofflimmern
Nebenwirkung:	• Hemmung der Erregungsleitung (AV-Blockierung) bis zum Herzstillstand • Minderung der Herzkraft • Blutdruckabfall
Kontraindikation:	• Ausgeprägte Herzinsuffizienz • Ausgeprägte Bradykardie • Vorherige Behandlung mit Betablockern, z.B. Visken® • Kardiogener Schock • Vorbestehende höhergradige AV-Blockierung • Präexzitationssyndrome (WPW- bzw. LGL-Syndrom)
Bemerkung:	• Isoptin® sollte nur unter EKG-Kontrolle verabreicht werden. • Die Kombination von Verapamil (Isoptin®) und einem Betablocker (z.B. Visken®) ist verboten. • Therapie einer Intoxikation mit Kalziumantagonisten (z.B. Isoptin®, Adalat®) Kalzium 10% (10 – 20 ml), ggf. Atropin (0,5 – 2 mg), Alupent® (0,1 – 0,5 mg) und Dopamin-Infusion.

Gruppe D
Ketamin

KETANEST®:

5-ml-Ampulle enthält 50 mg Ketamin

Dosierung:	0,5 – 2,0 mg/kg KG i.v.

Wirkungsweise:
- Verlust des Bewußtseins
- Schmerzlinderung ohne Atemdepression
- Wirkungseintritt nach 30 Sekunden
- Erweiterung der Bronchien

Indikation:
- *Narkoseeinleitung* (insbesondere im Schock und bei Asthmatikern)
- Narkose bei Kindern
- bei niedriger Dosierung: ⟶ Schmerzbekämpfung

Nebenwirkung:
- Steigerung von Herzfrequenz und Blutdruck
- Steigerung des Sauerstoffverbrauchs am Herzen
- Hirndrucksteigerung und Herabsetzung der Hirndurchblutung, wenn keine Beatmung erfolgt (Hyperkapnie)
- vermehrte Speichelsekretion
- Alpträume

Kontraindikation:
- Hypertonie
- Erhöhter Hirndruck, z.B. bei Schädel-Hirn-Trauma
- Epilepsie
- Eklampsie
- Herzinsuffizienz
- Koronare Herzerkrankung

Bemerkung:
- Durch Ketanest® wird Atmung nicht beeinflußt.
- (Rachen-)Schutzreflexe bleiben erhalten.
- Augenreflexe bleiben erhalten, Augen bleiben geöffnet, Augenbewegungen.
- Zur Vermeidung von Angstträumen sollten sedierende Substanzen, z.B. 5 – 10 mg Valium®, zugesetzt werden.
- Zur Minderung der Speichelsekretion: Prämedikation mit Atropin (0,5 – 1,0 mg).
- Wegen des relativ schnellen und sicheren Wirkungseintritts kann Ketanest® auch, ausnahmsweise, z.B. bei Kindern intramuskulär verabreicht werden, wenn nicht schnell genug ein venöser Zugang angelegt werden kann.
- Ketanest ist die Mischung (Razemat) aus dem links- und dem rechtsdrehenden Isomer der Substanz. Ersteres ist deutlich stärker wirksam und besitzt weniger Nebenwirkungen. Es soll in Kürze als Medikament zur Verfügung stehen.

LANITOP®:
                                                              Gruppe B
                                                                  Metildigoxin

2-ml-Ampulle enthält 0,2 mg Metildigoxin

Dosierung: 0,2 – 0,4 mg langsam i.v., abhängig von vorangegangener Digitalisbehandlung

Wirkungsweise:
- Förderung der Kontraktionskraft des Herzens (positive Inotropie)
- Abnahme der Herzfrequenz (dem Herzen steht in der Diastole zur Füllung mehr Zeit zur Verfügung)
- *Hemmung der AV-Knoten-Überleitung* (Vorhof ⟶ Kammer)

Indikation:
- Tachykarde Rhythmusstörungen (supraventrikulär), z.B. Vorhofflattern mit schneller Überleitung

Nebenwirkung:
- Extrasystolien (insbesondere ventrikulär) und Kammerflimmern, vor allem bei Hypokaliämie (niedrige K^+-Konzentration im Serum)
- Bradykardie
- EKG-Veränderung (bogige ST-Streckensenkung)
- Verlangsamung der atrio-ventrikulären Überleitung bis zur AV-Blockierung

Kontraindikation:
- AV-Blockierung II. – III. Grades
- Volldigitalisierung
- bevorstehende Kardioversion
- Vorsicht bei Hypokaliämie

Bemerkung:
- Vorsicht bei niereninsuffizienten Patienten ⟶ da bei ihnen Digitalispräparate nur vermindert ausgeschieden werden ⟶ Gefahr der Digitalisvergiftung. Symptome: Erbrechen, Farbensehen, Doppelbildersehen, Benommenheit, Halluzinationen.
- Therapie einer Digitalis-Intoxikation: bei Bradykardie: Atropin (0,5 – 2 mg) bei (ventrikulärer) Tachykardie, Extrasystole: Xylocain® (50 – 100 mg)
- Verstärkung der Digitaliswirkung durch: Kalzium Diuretika, z.B. Lasix® Glucocorticoide, z.B. Solu Decortin® H
- Alternativ kommt die Bereithaltung von Novodigal® (Digoxin) in Betracht, das in allen Eigenschaften, einschließlich der Dosierung, dem Lanitop® sehr ähnlich ist.

Gruppe B
Furosemid

LASIX®:

2-ml-Ampulle enthält 20 mg Furosemid, 4-ml-Ampulle enthält 40 mg Furosemid

Dosierung:	5 – 10 – 20 – 40 mg i.v., je nach Schweregrad und Wirkung

Wirkungsweise:
- Hemmung der Natriumrückresorption in der Niere
  ⟶ *vermehrte Ausscheidung* von Wasser
- Erhöhung der Nierendurchblutung
- Gefäßerweiterung ⟶ venöses Angebot an das Herz sinkt ⟶ Entlastung des Herzens

Indikation:
- Lungenödem
- Oligurie (Verminderung der Harnausscheidung unter 300 ml/täglich)
- Schwere Überwässerung
- Süßwassertrinken
- Hypertone Krise
- Forcierte Diurese (bei Intoxikationen)

Nebenwirkung:
- erhöhte Ausscheidung aller Elektrolyte (K^+, Na^+, Cl^-, Ca^{++}, Mg^{++})
- bei längerer Gabe ⟶ Hypokaliämie (Abfall der K^+-Konzentration im Serum)
- Thrombosegefahr durch Zunahme des Hämatokrit (Eindickung des Blutes)
- Blutdruckabfall

Kontraindikation:
- Anurie (Harnausscheidung unter 100 ml/täglich) durch nierenschädigende Substanzen
- praerenales Nierenversagen (z.B. Volumenmangel)
- prostrenales Nierenversagen (Abflußbehinderung, z.B. durch Nierenstein)
- Kaliummangelzustände
- Schwangerschaft

Bemerkung:
- Furosemid zunächst nicht höher als 40 mg (= 2 Ampullen).
- dosieren, um nicht eine überschießende Ausscheidung mit Volumenmangel bzw. Bluteindickung entstehen zu lassen.
- Bei gleichzeitiger Gabe von Lasix® und Digitalispräparaten (Lanitop®, Novodigal® etc.) ist mit erhöhter Arrhythmierate (Hypokaliämie) zu rechnen.
- Vorsicht! Bei Patienten mit Prostatavergrößerung kann es zu akuter Überdehnung der Blase kommen.

LIQUEMIN® N 5000: Gruppe E
Heparin

0,5-ml-Ampulle enthält 5000 I.E. Heparin-Natrium

Dosierung:	5.000-10.000 I.E. iv.
Wirkungsweise:	● Hemmung der Gerinnungsfähigkeit des Blutes ● Hemmung der Thrombozytenaggregation (Zusammenballung der Blutplättchen) ● Förderung der Fibrinolyse (Auflösung von Blutgerinnseln)
Indikation:	● Thrombose-/Embolie-Prophylaxe ● Akutphase des Herzinfarktes, z.b. vor Thrombolyse ● Lungenembolie
Nebenwirkung:	● Haut-, Schleimhautblutungen ● Thrombozytenabfall ● Verlängerung der Blutungszeit ● Bradykardie
Kontraindikation:	● Blutungsneigung ● Magen-Darm-Geschwüre ● Schwere Leber-, Nieren-, Bauchspeicheldrüsenerkrankungen
Bemerkung:	Bei gleichzeitiger Gabe von Thrombozytenaggregationshemmern, z.b. Aspisol*, Dextran, verstärkte Blutungsgefahr. Verminderung der Heparinwirkung durch Digitalis z.B. Lanitop*. Therapie einer Heparinüberdosierung: Protaminsulfat (1 ml Protamin 1000* je 1000 I.E. Heparin).

Gruppe C
MORPHIN: Morphin

1-ml-Ampulle enthält 10 mg Morphinum hydrochloricum

VERDÜNNEN!	1-ml-Ampulle + 9 ml NaCl 0,9% = 10 ml Lösung (1 ml Lsg. enthält 1 mg Morphin)
Dosierung:	3 – 10 mg langsam i.v.
Wirkungsweise:	● hemmt im Großhirn die Schmerzempfindung ● macht gleichgültig ● senkt Druck in der Lungenschlagader
Indikation:	● schwerste Schmerzzustände, z.B. Herzinfarkt, Lungenembolie, Schwerverletzte ● Lungenödem
Nebenwirkung:	● zentrale Atemhemmung ● Pupillenverengung ● Bewußtseinstrübung ● Hemmung des Hustenreflexes ● Auslösung von Übelkeit und Erbrechen ● Histaminfreisetzung ● Gefäßerweiterung ● Blutdruckabfall
Kontraindikation:	● Atemdepression, wenn keine Beatmung erfolgt ● kolikartige Schmerzen (da Morphin den Tonus der Muskulatur von Hohlorganen erhöht, kann es z.B. Gallen- und Nierenkoliken verstärken)
Bemerkung:	● ständige Überwachung von Blutdruck und Atemfrequenz notwendig. ● durch Vorspritzen eines den Brechreiz hemmenden Mittels, z.B. Paspertin®, können die Übelkeit und das Erbrechen vermindert werden. ● Bei schweren Schmerzzuständen hat es sich als günstig erwiesen, niedrige Dosen von Morphin (z.B. 5 mg i.v.) mit niedrigen Dosen sedierender Substanzen (z.B. Psyquil® 5 mg) zu kombinieren. Bei nicht ausreichender Wirkung kann dies evtl. wiederholt werden (Vorsicht: Atemdepression!). ● Vorsicht bei Patienten mit Asthma bronchiale (Anfallauslösung). ● Es gibt eine ganze Reihe von Argumenten für die (alleinige) Bereithaltung von Morphin als Opiatanalgetikum im Notarztdienst, da es in seinem Wirk- und Nebenwirkungsspektrum gegenüber den übrigen möglichen Substanzen (Dolantin®, Fentanyl®, Dipidolor®, Fortral®, Temgesic®) Vorteile besitzt.

Gruppe F
NaHCO₃ 8,4 %: Natriumbikarbonat

1 Infusionsflasche enthält 100 mmol Natriumbikarbonat in 100 ml Lösung
20-ml-Ampulle enthält 20 mmol Natriumbikarbonat in 20 ml Lösung

Dosierung:	0,5 - 1 mmol pro kg Körpergewicht Neugeborenenreanimation: 2 mmol/kg KG, evtl. kann die halbe Dosis nach 10 Minuten wiederholt werden
Wirkungsweise:	● Dieser »körpereigene« *Puffer* bindet saure Wasserstoffionen, dabei entsteht Kohlensäure, die dann als Kohlendioxyd (CO_2) über die Lunge abgeatmet wird.
Indikation:	● Metabolische Azidose (z.B. bei Herz-Kreislaufstillstand)
Nebenwirkung:	● Atemdepression ● bei Überdosierung: metabolische Alkalose ● bei paravenöser Injektion: Gewebsschädigungen (Nekrosen)
Kontraindikation:	● Alkalose ● respiratorische Azidose ● Hypoventilation ● gleichzeitige Gabe von Kalzium ⟶ Ausfällung
Bemerkung:	● Bei der Gabe von $NaHCO_3$ muß auf eine ausreichende Atemfunktion geachtet werden, ggf. ist der Patient zu beatmen. ● Einzige Indikation im Bereich der außerklinischen Notfallmedizin ist der Herz-Kreislaufstillstand (Blindpufferung). ● Zurückhaltender Azidoseausgleich, eine Alkalose ist wegen der erschwerten Sauerstoffabgabe an den Erythrozyten ungünstiger als eine leichte Azidose. ● $NaHCO_3$-Ampullen (Neugeborenen- bzw. Kinderreanimation) dürfen nur 1:1 verdünnt bzw. als Zusatz zu Infusionslösungen angewandt werden. ● Ist eine Blutgasanalyse möglich, so erhält der Patient $NaHCO_3$ nach folgender Formel: $- BE \times kg\, KG \times 0{,}3 = ml$ $NaHCO_3$ (BE = Bedarf an alkalischen Valenzen). ● $NaHCO_3$ darf nicht zusammen mit Katecholaminen (Dobutrex®, Dopamin, Suprarenin®, Akrinor®, Alupent®), Kalzium- und/oder Magnesiumionen (Ringer-Laktat) zugeführt werden (Inaktivierung bzw. Ausfällung).

Gruppe B
NITROLINGUAL®-Kapseln (-Spray):
Nitroglycerin

1 Kapsel enthält 0,8 mg Nitroglycerin (Glycerol - Trinitrat)
1 Hub Spray enthält 0,4 mg Nitroglycerin (Glycerol - Trinitrat)

Dosierung:	0,8 mg (Patient muß Kapsel zerbeißen und hinunterschlucken)
Wirkungsweise:	● Verminderung des venösen Rückstroms durch *Weitstellung*, insbesondere der venösen *Gefäße* ● Senkung der Vorlast und Nachlast des Herzens ● Senkung des Sauerstoffverbrauches am Herzen durch Verminderung der Herzarbeit
Indikation:	● Angina pectoris ● kardiales Lungenödem ● Lungenstauung ● Nierenkolik ● evtl. Gallenkolik
Nebenwirkung:	● Blutdruckabfall ● Übelkeit, Erbrechen ● Kopfschmerzen ● ggf. Tachykardie
Kontraindikation:	● Volumenmangel ● Hypotonie

Bemerkung:	● Häufige Blutdruckkontrolle notwendig, da insbesondere bei höherer Dosierung mit einem RR-Abfall gerechnet werden muß.
	● Zur differentialdiagnostischen Klärung Herzinfarkt – Angina pectoris:
	Lassen sich die Beschwerden durch 0,8 mg Nitroglycerin nicht eindeutig bessern, so begründet dies den dringenden Verdacht auf einen Herzinfarkt.
	● Bei Verwendung von Spray ist auf eine richtige Anwendung zu achten (während der Einatmung unter die Zunge sprühen).
	● Zur Kolik-Behandlung muß die Dosis deutlich höher (z.B. 4 -6 Hübe) sein. Damit größeres Risiko eines Blutdruckabfalles.
	● Therapie einer Nitroglycerin- bzw. Nitrat-Intoxikation:
	Volumenzufuhr: z.B. Ringer-Laktat (250 – 1000 ml)
	                  ggf. HÄS 200 (250 – 500 ml)
	                        evtl. Dopamin-Infusion.
	● Intravenöse Nitroglycerin-Gabe (50mg/50ml) über Spritzenpumpe (1-10 mg/h)

NORCURON®:

Gruppe D
Vecuronium

2-ml-Ampulle enthält 4 mg Vecuronium in Pulverform. Zu lösen mit 2 ml Aqua für Injektionszwecke. 1 ml Lösung enthält 2 mg Wirkstoff

Dosierung:	Präcurarisierung: 1 mg beim Erwachsenen Muskelrelaxierung: 0,1 mg/kg KG i.v.
Wirkungsweise:	● Als Curare-Substanz blockiert es die Erregungsübertragung an der neuromuskulären Endplatte durch Besetzung der Rezeptoren, ohne eine Erregung auszulösen (nichtdepolarisierendes Relaxans). ● Hierdurch kommt es zur vorübergehenden (ca. 20 – 30 min) Lähmung der Atem- und Skelettmuskulatur. ● Wirkungseintritt nach 2 – 3 min
Indikation:	● Einleitung und Durchführung einer Narkose ● Verhinderung von muskelkaterartigen Beschwerden: Vorgabe von 1 mg beim Erwachsenen mehrere Minuten vor Gabe von depolarisierenden Relaxantien (z. B. Pantolax®) ● Muskelrelaxierung beim Notfallpatienten, z. B. beim Schädel-Hirn-Verletzten, Patient mit Verdacht auf Hirndrucksteigerung, perforierender Augenverletzung ●
Nebenwirkung:	● Atemstillstand Senkung des Augeninnendruckes ●
Kontraindikation:	Fehlende Möglichkeiten zur Absaugung, Intubation und ● Beatmung ● Aspirationsgefährdete Patienten Myasthenia gravis (sehr seltene Erkrankung mit Störung der Erregungsübertragung an den Nervenendplatten der Muskulatur) ●
Bemerkung:	Die Wirkung kann durch Cholinesterasehemmer, z.B. ● Prostigmin®, aufgehoben werden. Da das Bewußtsein durch Muskelrelaxantien nicht beeinflußt wird, darf Norcuron® nur in Kombination mit Narkosemitteln, ● z. B. Trapanal®, eingesetzt werden. Alternativ kommt die Bereithaltung von Pancuronium® in Betracht, das wegen seines verzögerten Wirkungseintritts und einer längeren Wirkzeit weniger geeignet erscheint.

Gruppe D
Succinylcholin

PANTOLAX®:

5-ml-Ampulle (2%) enthält 100 mg Succinylbischolin

Dosierung:	1 – 2 mg pro kg Körpergewicht i.v.
Wirkungsweise:	● Blockierung der Erregungsübertragung an der neuromuskulären Endplatte, wobei zu Beginn einmalig eine Erregung ausgelöst wird (depolarisierendes Relaxans). ● Erschlaffung der Skelett- und Atemmuskulatur ● Wirkungseintritt nach ca. 1/2 – 1 Minute ● Wirkungsdauer ca. 3 – 5 Minuten
Indikation:	● Endotracheale Intubation zur Narkoseeinleitung *(Depolarisationsblock)* ● kurzzeitige Muskelrelaxation, z.B. bei Blinddarm–OP
Nebenwirkung:	● Bronchospasmus ● Bradykardie ● Freisetzung von Kaliumionen ● Muskelkaterartige Beschwerden am nächsten Tag ● Histaminfreisetzung, Überempfindlichkeitsreaktionen
Kontraindikation:	● Schwere Leberfunktionsstörung ● Bei Augenoperation (Erhöhung des Augeninnendrucks) ● Hyperkaliämie ● Verbrennung
Bemerkung:	● Pantolax® darf nur bei künstlicher Beatmung angewandt werden. ● Da die Wirkung nach kurzer Zeit wieder abklingt, ist Pantolax® sehr gut steuerbar. Gegebenenfalls kann es in Form einer Tropfinfusion (maximale Dosis 500 mg) eingesetzt werden. ● Keine Wirkung auf das Zentralnervensystem. ● Das Bewußtsein bleibt voll erhalten ⟶ deshalb *nur in* Kombination mit Narkosemitteln anwenden. ● Muskelrelaxation ersetzt nicht die Narkose. ● Zur Notintubation keine Relaxierung. Im Bereich der Notfallmedizin nur wenige Indikationen (z.B. Narkoseeinleitung beim nicht bewußtlosen polytraumatisierten Patienten). ● Alternativ kommt die Bereithaltung von Succinyl-ASTA® (gleiche Substanz) in Betracht.

PSYQUIL®: Gruppe C
Triflupromazin

1-ml-Ampulle enthält 10 mg Triflupromazin

Dosierung: 0,1 mg/kg KG (entspr. 5 – 10 mg beim Erwachsenen) langsam i.v.

Wirkungsweise:
- Zentral dämpfend
- Beruhigend, angstlösend
- Antipsychotisch
- Antiemetisch (brechreizmindernd)
- Verstärkung zentral wirkender Medikamente, wie Schmerzmittel, z. B. Morphin

Indikation:
- Angst-, Erregungs- und Unruhezustände (auch bei älteren Patienten)
- Akute Psychosen
- Starkes Erbrechen (Schwangerschaftserbrechen)
- Anhaltender Singultus (Schluckauf)

Nebenwirkung:
- Blutdruckabfall
- Allergische Hautreaktionen (Juckreiz)
- Auslösung epileptischer Anfälle

Kontraindikation:
- Epilepsie
- Mitralklappeninsuffizienz
- Phäochromozytom (adrenalin-/noradrenalinbildender Tumor)
- Alkoholintoxikation
- Akute Lebererkrankungen

Bemerkung:
- Vorsicht bei Patienten, die bereits Beruhigungsmedikamente, z.B. vom Hausarzt, erhielten (Wirkungsüberlagerung).
- Günstig ist die Kombination von z.B. je 5 mg Morphin und Psyquil® bei Patienten mit akutem Myokardinfarkt.
- Vorsicht: Es sind sowohl 1-ml-Ampullen mit 10 mg Wirksubstanz (zur i.v.-Anwendung) als auch 1-ml-Ampullen mit 20 mg Wirksubstanz (zur i.v.-Anwendung) im Handel.
- Psyquil® ist eine Substanz aus der Gruppe der Neuroleptika (wie z.B. Atosil®, Haldol®, Neurocil®), die im Gegensatz zu den Benzodiazepinen (z.B. Valium®, Tranxilium®, Adumbran®, Lexotanil®) keine Abhängigkeit erzeugen können.
- Psyquil® ist stärker sedierend als Haldol®. Es eignet sich deshalb besser zur Erstbehandlung agitierter, psychotischer Patienten.
- Therapie einer Neuroleptika-Intoxikation, z.B. Psyquil®, Haldol®: Akineton® (2,5 - 5 mg), zur Beseitigung der extrapyramidalen Symptomatik.

RINGER-LAKTAT (= RL):

Gruppe F
Vollelektrolytlösung

500-ml-Beutel-Zusammensetzung (nach DAB 7)
- Natrium = 130 mmol/l
- Kalium = 5,4 mmol/l
- Kalzium = 3,7 mmol/l
- Chlorid = 111,7 mmol/l
- Laktat = 27,2 mmol/l

Dosierung:	Je nach Flüssigkeitsmangel und Kreislaufverhältnissen
Wirkungsweise:	• *Vollelektrolytlösung* • ersetzt Wasser und Elektrolyte des Extrazellulärraums
Indikation:	• Flüssigkeits- und Elektrolytverluste durch: Erbrechen, Durchfall, Darmverschluß, Verbrennung • primäres Volumenersatzmittel (insbesondere bei Säuglingen und Kleinkindern) • Trägerlösung für Medikamente • zum Offenhalten von peripheren und/oder zentralen Venenzugängen
Nebenwirkung:	• Primär Vergrößerung des in der Blutbahn vorhandenen Flüssigkeitsvolumens mit sekundärer Verschiebung in den Zwischenzell- und Zellraum mit der Gefahr des Ödems
Kontraindikation:	• Dekompensierte Herzinsuffienz • Volumenüberladung
Bemerkung:	• Ringer-Laktat sollte, wenn es vorübergehend als Volumenersatzmittel verwendet wird, wegen der kurzen Halbwertzeit und der Gefahr des Zellödems (z.B. Hirnödem), bald durch ein kolloidales Volumenersatzmittel, z.B. HÄS 200, ersetzt werden. • Durch den Anteil an Laktat wird die Lösung schwach alkalisierend, was sich in der großen Mehrzahl der Einsatzbereiche in der Notfallmedizin ausnutzen läßt.

SOLU DECORTIN® H: **Gruppe E**
Prednisolon

1-ml-Ampulle enthält 250 mg Prednisolon-21-hydrogensuccinat-Natrium
entsp. 186,7 mg Prednisolon, zu lösen in 2-ml Aqua ad inject.

Dosierung:	initial: 250 mg – 1 g langsam i.v.
Wirkungsweise:	• Entzündungshemmend • Stabilisierung der Zellmembran • Verbesserung der Mikrozirkulation und Gefäßerweiterung • Erweiterung der Bronchien
Indikation:	• Allergische Reaktionen • Anaphylaktischer Schock • Reizgasinhalation • Schweres Asthma bronchiale
Nebenwirkung:	• Anstieg des Blutzuckerspiegels • bei zu schneller Injektion: Venenreizung, Juckreiz
Kontraindikation:	• Magen-Darm-Geschwüre
Bemerkung:	• Wirkungseintritt frühestens nach 15 – 30 Minuten. • Im anaphylaktischen Schock immer zuerst Sicherung der Atmung, Suprarenin® und Flüssigkeitsinfusion. • Wegen des günstigen Wirkungsspektrums eignet sich Solu Decortin® H besser als die hochpotenten Glucocorticoide, z.B. Dexamethason, zur Behandlung des Asthma bronchiale.

Gruppe B
SUPRARENIN®: Adrenalin

1-ml-Ampulle enthält 1 mg Adrenalin
25 ml - Ampulle enthält 25 mg Adrenalin

Dosierung: Herz-Kreislaufstillstand:
initial 1,0 mg = 10 ml (Erwachsene), ggf. unverdünnt
Anaphylaxie initial 0,02 – 0,1 mg = 0,2 – 1 ml
jeweils evtl. nach 3 – 5 Minuten wiederholen

Wirkungsweise:
- Adrenalin wird im Nebennierenmark des Menschen gebildet; es ist ein körpereigenes *Katecholamin* (wie Noradrenalin und Dopamin).
- Überträgerstoff im sympathischen Nervensystem
- Wirkung auf Alpha-Rezeptoren: Engstellung der peripheren Gefäße, z.B. Muskulatur, Haut
- Wirkung auf Beta-Rezeptoren: Beta-1 = Erhöhung der Herzkraft und -frequenz, Beta-2 = Erweiterung der Bronchien
- Hemmung der Freisetzung von Histamin

Indikation:
- Herz-Kreislaufstillstand
- Anaphylaktischer Schock

Nebenwirkung:
- Tachykardie
- Gefahr von Extrasystolen bis zum Kammerflimmern
- Pupillenerweiterung

Kontraindikation:
- Tachykardie
- Tachykarde Rhythmusstörungen

Bemerkung:
- Mittel der Wahl beim Herz-Kreislaufstillstand (dem Alupent® unbedingt vorzuziehen, da zur Behandlung des Herz-Kreislaufstillstandes eine Alpha-stimulierende Wirkung notwendig ist, die dem Alupent® fehlt).
- Im anaphylaktischen Schock vor der Gabe von Kortisonpräparaten: Adrenalin zuführen.
- Zu beachten ist die unterschiedliche Dosierung beim Herz-Kreislaufstillstand (5 ml) und beim anaphylaktischen Schock (0,5 ml!)der verdünnten Lösung.
- Um ein günstigeres Verteilungsprofil (keine Konzentrationsspitzen) zu erreichen, empfiehlt sich die Verdünnung, auch bei der Behandlung des Herz-Kreislaufstillstandes.
Der Zeitverlust ist gering und kann durch Herzdruckmassage überbrückt werden.
- Suprarenin® darf nicht zusammen mit alkalisierenden Substanzen ($NaHCO_3$) zugeführt werden (Inaktivierung).
- Alternativ zur intravenösen Gabe kommt die endotracheale Gabe der (zwei- bis dreifachen) Dosis in Betracht, wenn nicht schnell genug ein Zugang zur Verfügung steht.
- Zusätzlich im Handel: Adrenalin Medihaler® Spray zur oralen Anwendung (Anaphylaxie).

TRAPANAL®:

Gruppe D
Thiopental

20-ml-Ampulle enthält 0,5 g Thiopental-Natrium in Pulverform. Zu lösen mit 20-ml-Aqua für Injektionszwecke. 1 ml Lösung enthält 25 mg Wirkstoff

Dosierung:	Narkoseeinleitung: 3 – 5 mg/kg KG (je nach Allgemeinzustand), z.B. 300 mg = 12 ml beim Erwachsenen, ggf. nach jeweils 5 – 10 Minuten die Hälfte der Dosis nachinjizieren

Wirkungsweise:
- Dämpfung bzw. Ausschaltung zentralnervöser Funktionen ⟶ schnelles Einschlafen des Patienten, Bewußtseinsverlust (kurzwirkendes Barbiturat)
- Verminderung der Auswurfleistung des Herzens
- Verminderung der Ansprechbarkeit des Atemzentrums auf CO_2 ⟶ Atemdepression
- Verminderung des Hirnstoffwechsels

Indikation:
- *Narkoseeinleitung*
- Hirnprotektion bei Schädel-Hirn-Trauma

Nebenwirkung:
- Histaminfreisetzung
- Flacherwerden der Atmung ⟶ Atemstillstand
- Blutdruckabfall
- Vagusübererregbarkeit ⟶ Erbrechen ⟶ Aspirationsgefahr

Kontraindikation:
- Atemwegserkrankungen mit enggestellten Atemwegen, z.B. Asthma bronchiale
- drohendes Kreislaufversagen, z.B. bei Hypovolämie
- schwere Nieren-, Leber- und Herzmuskelschäden
- Schock
- Herzrhythmusstörungen

Bemerkung:
- Bei Anwendung von Trapanal® ist (zur Sicherung eines ausreichenden Gasaustausches) stets eine assistierte bzw. kontrollierte Beatmung durchzuführen.
- Paravenöse oder intraarterielle Injektionen sind unbedingt zu vermeiden, sie führen zu schweren Gewebsschäden (Nekrosen).
- Trapanal® stets *nur* allein anwenden, da es bei Vermischung mit anderen Medikamenten, z.B. Volumenersatzmitteln, zur Ausflockung kommt.

VALIUM MM®:

Gruppe C
Diazepam

2-ml-Ampulle enthält 10 mg Diazepam

Dosierung:	Nach Indikation und Wirkung 5 – 20 mg i.v. (Sedierung) bis 60 mg i.v. (Durchbrechung eines Krampfanfalles)
Wirkungsweise:	● Beruhigend, Angstlösend ● Verminderung des Muskeltonus ● Herabsetzung der Krampfneigung
Indikation:	● Angst-, Erregungs- und *Unruhezustände* ● zerebrale Krampfanfälle (evtl. bis zum Status epilepticus) ● In Kombination mit Schmerzmittel (z.B. Morphin) bei Schmerzzuständen
Nebenwirkung:	● Blutdruckabfall ● Atemdepression ● Benommenheit und Schwindel ● Venenreizung (langsam injizieren) ● Mundtrockenheit ● bei älteren Patienten paradoxe Erregungs- und Verwirrtheitszustände
Kontraindikation:	● deutlich eingeschränkte Atemfunktion ● Myasthenia gravis (sehr seltene Erkrankung mit Störung der Erregungsübertragung an den Nervenendplatten der Muskulatur)
Bemerkung:	● Bei psychiatrischen oder neurologischen Notfällen, z.B. Epilepsie, können jedoch deutlich höhere Dosen (bis 60 mg) notwendig werden. ● Wegen der möglichen Atemdepression und des Blutdruckabfalls entsprechende Überwachung und Sicherung der Vitalfunktionen. ● Bei Kindern scheint die Gefahr der Atemdepression geringer. Trotzdem sind alle Vorkehrungen für eine Beatmung (Maske-Beutel) zu treffen. Dosierung: bis 1 mg/kg KG i.v. ● Alternativ kann bei Kindern Diazepam auch rektal zugeführt werden (Diazepam Desitin® rectal tube) Dosierung: 5 mg/10 kg KG. ● Vorsicht: Valium® sollte nicht mit anderen Medikamenten (z.B. Lasix®) zusammen injiziert werden (Inaktivierung bzw. Ausfällung). ● Mögliche Therapie einer Valium- (bzw. Benzodiazepin-) Intoxikation: Anexate (initial 0,2 mg, dann jede Minute 0,1 mg bis zum Aufwachen des Patienten).

VISKEN®:

Gruppe B
Pindolol

2-ml-Ampulle enthält 0,4 mg Pindolol

Dosierung:	0,1 – 0,4 mg langsam i.v.
Wirkungsweise:	● *Beta-Rezeptoren-Blocker*
● Verminderung des Sympaticuseinflusses an Herz, Kreislauf und Bronchien
● Beta-1-Blockade: ● Senkung von Herzfrequenz und -kraft ⟶ Blutdrucksenkung
● Verminderung des Sauerstoffverbrauchs am Herzen
● Beta-2-Blockade: ● Erhöhung des peripheren Widerstandes
● Erhöhung des bronchialen Strömungswiderstandes
Indikation:	● Sinustachykardie
● Supraventrikuläre Tachykardie
● absolute Tachyarrhythmie
● Vorhofflimmern, Vorhofflattern mit schneller Überleitung
● Hypertonie
● Angina pectoris
Nebenwirkung:	● Bradykardie bis zur Asystolie
● Blutdruckabfall
● Verstärkung einer Herzinsuffizienz
● Erhöhung des Bronchialwiderstandes bis zum Bronchospasmus. Vorsicht bei Asthmatikern: Durch Gabe von Betablockern kann ein akuter Asthmaanfall ausgelöst werden.
● Müdigkeit, Übelkeit, Erbrechen
Kontraindikation:	● Manifeste Herzinsuffizienz
● Bradykardie
● Hypotonie
● AV-Block II. und III. Grades
● Atemwegserkrankungen mit engen Atemwegen, z.B. Asthma bronchiale, chron. Bronchitis
● metabolische Azidose
Bemerkung:	● Die genaue Überwachung der Pulsfrequenz und des Blutdrucks ist wegen der direken Hemmung von Herz und Kreislauf wichtig.
● Als alternative Behandlung der supraventrikulären Tachykardie und absoluten Tachyarrhythmie kann auch Isoptin® angewendet werden. Es darf jedoch auf keinen Fall eine Kombination von Kalziumantagonisten (z.B. Isoptin®) und betablockierenden Substanzen (z.B. Visken®) erfolgen.
● Gelegentlich kann Kammerflimmern erst nach Vorgabe eines Betablockers durch Defibrillation beseitigt werden.
● Therapie einer Betablocker-Intoxikation:
Atropin® (0,5 – 2 mg), Alupent® (0,1 – 0,5 mg), ggf. Berotec®-Spray (2 – 3 Hübe), Dopamin-Infusion.

XYLOCAIN®:

Gruppe B
Lidocain

5-ml-Ampulle (2%) enthält 100 mg Lidocain

Dosierung:	initial: 100 mg i.v., evtl. 50 mg nachinjizieren (nach 10 min.)

Wirkungsweise:
- Verlangsamung des Natriumeinstromes an der Zellmembran (Membranstabilisierung)
- Verzögerung der Reizbildung, Reizfortleitung und Reizausbreitung
- bevorzugte Wirkung auf die Herzkammer

Indikation:
- *ventrikuläre Extrasystolen*
- Kammertachykardie
- Kammerflimmern/-flattern
- Digitalisintoxikation

Nebenwirkung:
- Blutdruckabfall
- Bradykardie
- AV-Block III. Grades
- Asystolie
- Schwindel
- Gefühlsstörungen
- Bewußtseinsstörungen
- Überdosierungszeichen: über 750 mg (pro Std.) zu erwarten ⟶ Benommenheit, Muskelzuckungen bis zum Krampfanfall, Bewußtlosigkeit

Kontraindikation:
- AV-Block II. und III. Grades
- Bradykardie

Bemerkung:
- Xylocain® hat eine kurze Wirkungsdauer, es ist deshalb sinnvoll, nach jeder Bolusinjektion (100 mg) mit einer Dauertropfinfusion die Behandlung fortzusetzen.
- Es beeinflußt nicht die Kontraktionskraft und Auswurfleistung des Herzens.
- Xylocain® wurde als örtliches Betäubungsmittel entwickelt und kann auch als solches eingesetzt werden, z.B. Legen eines Venenkatheters bei nicht bewußtlosen Patienten.
- Bei Herz- und/oder Niereninsuffizienz sowie bei Patienten im Schock sollte die Dosis reduziert werden (0,5 mg/kg KG).
- Alternativ zur intravenösen Gabe kommt die endotracheale Gabe der (doppelten) Dosis in Betracht, wenn nicht schnell genug ein venöser Zugang zur Verfügung steht.

TODESFESTSTELLUNG

Nur durch einen *Arzt* definitv durchzuführen!
Rettungssanitäter sollten prinzipiell mit der Reanimation beginnen!

Klinischer Tod: Wiederbelebung möglich

Unsichere Todeszeichen:
- **Atemstillstand**
- **Herz-Kreislaufstillstand**
- **Reflexlosigkeit**

Unverzüglich Reanimation einleiten
s. Kardio-pulmonale Reanimation S. 36 bzw. S. 171

Biologischer Tod: Keine Wiederbelebung möglich

Sichere Todeszeichen:

Totenflecke
- An tiefgelegenen, nicht aufliegenden Körperpartien rötlich-blaue Verfärbungen
- Beginn ca. 1/2 Stunden nach Todeseintritt
- bleiben ca. 12 Stunden wegdrückbar
- können bei ausgeblutetem Organismus ausbleiben

Totenstarre
- Beginn ca. 3 Stunde nach Todeseintritt
- vom Kiefer auf den übrigen Körper absteigend
- löst sich nach einigen Tagen wieder

Auskühlung
- Körpertemperaturabfall ca. 1° C pro Stunde, von den Umgebungsbedingungen abhängig

Fäulnis
- Beginn ca. 2 Tage nach Todeseintritt, von der Umgebungstemperatur abhängig

Leichenschau:

- **Todeszeitpunkt** — Zeitpunkt des irreversiblen Kreislaufstillstandes bzw. der Beginn der erfolglosen Wiederbelebungsversuche, ggf. Zeitpunkt des Nachweises des Hirntodes.
- **Natürlicher Tod** — Durch innere Erkrankungen bedingt, keine äußere Einwirkung.
- **(Verdacht auf) Nicht natürlicher Tod** — Unfall, Tötung, Selbstmord, unklare Todesumstände, unbekannte Leiche, sonstige besondere Umstände. Polizei/Staatsanwaltschaft hinzuziehen!
- **Todesbescheinigung** — Personalien: Name, Vorname, Geburtsdatum, -ort, Wohnort, Straße, Todesort, Todeszeitpunkt, Todesursache, evtl. weitere Erkrankungen, Infektiosität.
- **weitere Abwicklung** — evtl. Beschlagnahmung durch Staatsanwaltschaft. Sonst Abholung durch Bestattungsunternehmen/kommunale Einrichtungen.
- **Tod auf dem Transport** — Je nach Ausgangslage (und Bundesland) Friedhof oder Rechtsmedizinisches Institut (evtl. Krankenhaus) anfahren.

Merke:
- Die Angehörigen eines soeben Verstorbenen befinden sich in einer absoluten Ausnahmesituation. Berücksichtigen Sie das bei Ihrem Verhalten.
- Geben Sie den Angehörigen alle möglichen Hilfestellungen zur organisatorischen Abwicklung der anstehenden Maßnahmen.
- Eine Leichenschau sollte grundsätzlich nur bei einem vollständig entkleideten Leichnam durchgeführt werden und alle Regionen umfassen (Leiche umdrehen).

Meldepflicht übertragbarer Erkrankungen (Bundesseuchengesetz):

- Verdachtsfall, Erkrankung, Todesfall an:
  Botulismus; Cholera; Enteritis infektiosa (Salmonellose, andere Formen); Fleckfieber; Lepra; Milzbrand; Ornithose; Paratyphus A, B und C; Pest; Pocken; Poliomyelitis; Rückfallfieber; Shigellen-Ruhr; Tollwut; Tularämie; Typhus abdominalis; virusbedingtes hämorrhagisches Fieber.

- Konnatale Erkrankung und Todesfall an:
  Zytomegalie; Listeriose; Lues; Toxoplasmose; Rötelnembryopathie.

- Erkrankung und Todesfall an:
  Brucellose; Diphtherie; Gelbfieber; Leptospirose; Malaria; Meningitis/Encephalitis, Q-Fieber; Rotz; Trachom; Trichinose; Tuberkulose (aktive Formen); Virushepatitis; anaerobe Wundinfektionen (Gasbrand, Tetanus).

- Todesfall an:
  Grippe; Keuchhusten; Masern; Puerperalsepsis; Scharlach.

HUBSCHRAUBEREINSATZ

Indikation:
- Notarztzubringer (bei größeren Strecken)
- Primäreinsatz in ländlichen Gebieten
- Sekundäreinsatz (Klinikverlegung)
- Transport von technischen Geräten (z.B. Rettungsschere der Feuerwehr, etc.)
- Transport von Blut, Organen oder medizinischem Personal
- schonender Transport, z.B. von Wirbelsäulenverletzten

Landeplatzauswahl
- Suche nach ebenem Gelände
- Mindestfläche 35 m x 35 m
- fester, staubfreier Untergrund
- Hindernisfreiheit auf ca. 100 m
- Vorsicht: Überlandleitungen (Hochspannung)

Korrektes Verhalten bei Annäherung des RTH:
- ausgesuchten Landeplatz deutlich hervorheben (z.B. bei Nacht Ausleuchtung mit Autolicht)
- bewegliche Landeplatzmarkierung entfernen
- Neugierige zum Verlassen des Platzes auffordern
- Patienten gegen Wind, Staub, etc. schützen
- Einweisung des RTH (mit Rücken gegen den Wind stehen, Standort nicht verlassen)
- Annäherung an den RTH nur, wenn Rotorblatt steht oder auf Handzeichen der Besatzung

Wichtige Übermittlungszeichen:

Hand- und Farbzeichen

Hier landen, brauchen Hilfe	Nicht landen, brauchen keine Hilfe
beide Arme nach oben	*rechter Arm nach unten linker Arm nach oben*
oder grünes Lichtsignal	oder rotes Lichtsignal

Probleme:
- Beschränkte Landemöglichkeiten in dicht besiedelten Landstrichen.
- Enge räumliche Verhältnisse mit eingeschränkten Diagnose- und Therapiemöglichkeiten während des Transports.
- Höher Geräuschpegel, einengende Lagerung, schneller Steig- und Sinkflug verängstigen den Patienten.

TRANSPORT GEFÄHRLICHER GÜTER

(auf orangefarbigem, viereckigem Warnschild [30 x 40 cm])

- Vorzufinden z.B. an LKWs, Eisenbahnwaggons, etc.
  Geben Auskunft über Art des transportierten Gutes und die von ihm ausgehende Gefährdung.

Die obere Gefahrennummer (**Kemmler-Zahl**) besteht aus Ziffernkombinationen.
Ziffernverdopplung deutet auf besonders starke Wirkung hin, z.B. 66 = sehr giftig.
Sind auf einem derartigen Schild keine Zahlen angebracht, so enthalten die Taschen
an der Rückseite des Schildes informierende Begleitpapiere.

HAUPTGEFAHR DURCH:
2 Gas
3 Entzündbarer flüssiger Stoff
4 Entzündbarer fester Stoff
5 Oxidierender Stoff, brandfördernd
6 Giftiger Stoff
7 Radioaktivität
8 Ätzwirkung
9 Spontane heftige Reaktion möglich

X *vorangestellt:*
Stoff darf nicht
mit Wasser in
Berührung
kommen

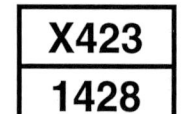

X423
1428

0 *angefügt:*
Keine zusätzliche
Gefahr

Die untere Stoffnummer (**UN-Nummer**) codiert die genaue chemische Bezeichnung
des Stoffes (z.B. 1428 = Natrium).

Weitere Informationen sind den Fahrzeug- bzw. Begleitpapieren zu entnehmen.

Merke
- Bei Unfall mit Beteiligung eines derartigen Fahrzeuges
  immer sofortige Benachrichtigung der Feuerwehr!

KENNZEICHNUNG GEFÄHRLICHER GÜTER

gelber Grund:

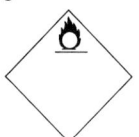

entzündend wirkende Stoffe oder organische Peroxide

roter Grund:

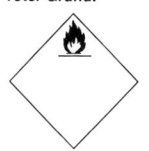

feuergefährlich (entzündbare flüssige Stoffe)

blauer Grund:

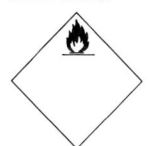

entzündliche Gase bei Berührung mit Wasser

Untere Hälfte roter Grund:

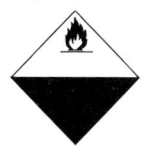

selbstentzündlich

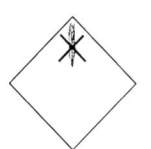

rote Längsstreifen:

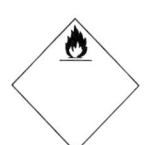

feuergefährlich (entzündbare feste Stoffe)

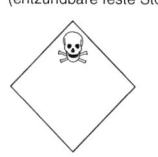

oranger Grund:

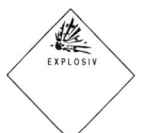

explosionsgefährlich

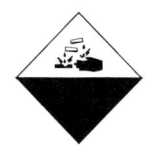

gesundheitsschädlich

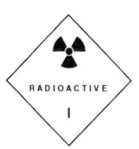

giftig

ätzend

Radioaktiver Stoff in Versandstücken der Kategorie I-weiß

obere Hälfte gelber Grund:

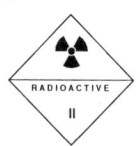

Radioaktiver Stoff in Versandstücken der Kategorie II-gelb

obere Hälfte gelber Grund:

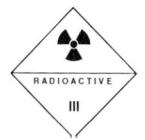

Radioaktiver Stoff in Versandstücken der Kategorie III-gelb

GROSSCHADENSEREIGNISSE – KATASTROPHEN

Großunfall: Begrenztes, mit den in der Region zur Verfügung stehenden Mitteln (Rettungsdienst, Krankenhäuser) beherrschbares Ereignis.

Katastrophe: Ereignis außergewöhnlichen Ausmaßes, mit den vorhandenen Mitteln nicht beherrschbar, Hilfe von außen notwendig.

Notfallmedizin: Unter günstigen Voraussetzungen (viele Helfer, ausreichend Material) werden wenige Notfallpatienten optimal versorgt.

Katastrophenmedizin: Mit sehr beschränkten Mitteln (wenige Helfer, kaum Material) muß das Überleben vieler Patienten sichergestellt werden. Es besteht ein Mißhältnis zwischen der benötigten Hilfe und den Behandlungsmöglichkeiten. Daraus ergibt sich die Notwendigkeit zur Festlegung von Prioritäten (Sichtung).

Merke:
- Gerade in der Situation eines Großschadensereignisses mit vielen gleichzeitig betroffenen Patienten ist ein besonnenes und systematisches Vorgehen Voraussetzung für eine optimale medizinische Hilfe.

DER LEITENDE NOTARZT

Voraussetzungen:
- Fundiertes notfallmedizinisches Wissen (Fachkunde: Rettungsdienst)
- Gebietsarzt-Anerkennung (z.B.: Arzt für Anästhesie)
- Mehrjährige, kontinuierliche Tätigkeit als Notarzt
- Theoretische und praktische Fähigkeiten in der gleichzeitigen Versorgung mehrerer Notfallpatienten
- Detaillierte Kenntnisse der regionalen (medizinischen) Infrastruktur

Aufgaben:
- Information über Gesamtsituation
- Medizinische Einsatzleitung
- Ständige Kommunikation mit der Rettungsleitstelle
- Intensive Zusammenarbeit mit der technisch-organisatorischen Einsatzleitung vor Ort

Sichtung:

I. *Unmittelbare vitale Bedrohung*
⟶ **Behandlungspriorität**
z.B. Atemfunktionsstörungen, Schock(-gefahr).

Maßnahmen: Lagerung, Freimachen – Freihalten der Atemwege, Schockbekämpfung, Schmerzmittel.

II. Ausgedehnte Verletzungen, *frühestmögliche Operation*
⟶ **Transportpriorität**
z.B. offene Frakturen, große Verletzungen, Brustkorb-/Bauchverletzungen.

Maßnahmen: Schockprophylaxe, Wundabdeckung, Lagerung, Schmerzmittel, Sedierung.

III. *Geringerer Verletzungsumfang*
⟶ **Verzögerte Behandlung**
z.B. geschlossene Frakturen, kleinere Verletzungen.

Maßnahmen: Lagerung, Wundabdeckung, Schmerzmittel, Sedierung.

IV. Massivste *Polytraumatisierungen*
⟶ **abwartende Behandlung**
z.B. Mehrhöhlenverletzungen, Verbrennungen über 80%, klinisch Tote.

Maßnahmen: Lagerung, Überwachung, Schmerzmittel, keine Herz-Lungen-Wiederbelebung möglich.

Ziel: Die bestmögliche Hilfe für die größtmögliche Zahl von Betroffenen.

Die *Maßnahmen* sind immer *abhängig* von den zur Verfügung stehenden *Möglichkeiten* und müssen jeweils den augenblicklichen Bedingungen angepaßt werden.

Keine unkoordinierten Behandlungs- und Transportmaßnahmen
(– Leitender Notarzt –).

Kontinuierlicher Informationsaustausch mit anderen Hilfseinheiten (Polizei, Feuerwehr etc.) und insbesondere mit der *Rettungsleitstelle*. Diese hat die benötigten Helfer und Fahrzeuge an den Schadensort zu dirigieren und, in Rücksprache mit den Krankenhäusern und dem Leitenden Notarzt, den gezielten Abtransport zu organisieren.

Wird ein gewisser Schadensumfang überschritten, sind die Verwaltungsorgane hinzuzuziehen. Diese können **Katastrophenalarm** auslösen.

Katastrophen-schutz:	Neben Feuerwehr, Technischem Hilfswerk etc. sind die Hilfsorganisationen hier als *Sanitätsdienst* beteiligt.
Sanitätsdienst: (STAN 042)	Züge (für die Erstversorgung von 80 – 100 Katastrophenopfern), jeweils in Zugtrupp, Sanitätsgruppe, Verletztentransportgruppe, ggf. Arztgruppe unterteilt.
Sanitätszug (SZ): (50 Helfer, davon 2 Ärzte)	Aufsuchen von Verletzten, erste (ärztliche) Hilfe, Transport zu Versorgungsstellen.
Fahrzeuge:	4 PKW, z.B. VW Bus 1 Krad 2 Arzttransportkraftwagen (mit je vier Nottragen) 1 Materialtransportfahrzeug 4 Krankentransportwagen (mit je vier Tragen)
Sanitätszug Arzt (SZA): (28 Helfer, davon 2 Ärzte)	Erweiterte (ärztliche) Hilfsmaßnahmen, Sichtung, Erzielung der Transportfähigkeit.
Fahrzeuge:	2 PKW, z.B. VW Bus 1 Krad 2 Arzttransportkraftwagen (mit je vier Nottragen) 1 Materialtransportfahrzeug 1 Krankentransportwagen (mit vier Tragen)
Sanitätszug Transport (SZT): (28 Helfer)	Transport in (Hilfs-) Krankenhäuser.
Fahrzeuge:	3 PKW, z.B. VW Bus 1 Krad 4 Krankentransportwagen (mit je vier Tragen)

EINSATZKISTE: GROSSUNFALL

Zur Erstversorgung von 5 – 10 Schwerverletzten/Verbrannten

Infusionen:	Kolloidale *Volumenersatzmittel* (z.B. HÄS 200) 10 Beutel à 500 ml
	Vollelektrolytlösung (z. B. Ringer-Laktat) 5 Beutel à 500 ml
Medikamente:	*Analgetikum* (z.B. Ketanest*) 10 Ampullen je 50 mg *Sedativum* (z.B. Valium MM*) 10 Ampullen je 10 mg
Hierzu **Material:**	15 Infusionsbestecke 15 Venenverweilkanülen 30 Fixierpflaster 20 Spritzen (2 ml), Kanülen (Gr. I) 15 Alkoholtupfer 2 Venenstauer, z.B. Kautschukschlauch
Weiterhin:	10 Wärmeschutzfolien 10 Brandwundentücher, groß

Zusammengefaßt in einer stabilen Leichtmetallkiste (evtl. mehrere Kisten dieses Typs), die an einem jederzeit erreichbaren Ort (Rettungsleitstelle) deponiert wird, ermöglicht diese Ausrüstung eine Notfallbehandlung vor Ort unabhängig von Fahrzeugen.

SERA - PLASMADERIVATE

In den Notfalldepots der Landesapothekerkammern stehen in derzeit 84 deutschen Krankenhäusern (Information z.B. über Uniklinik Ulm, Tel. (0731) 502-4773) folgende Immunglobuline etc. bereit:

- Tollwut
- Botulismus
- Diphterie
- FSME
- Gasbrand
- Röteln
- Varizella - Zoster

- PPSB
- C1 - Inaktivator
- Schlangengift - Europa
- Polyvalentes Immunglobulin
- Hepatitis
- Tetanus

NOTFALLKOFFER

Grundausrüstung im Rettungsdienst, die bei jedem Notfallpatienten unmittelbar zur Verfügung stehen sollte.

I. **Diagnostische Einheit**	● Stethoskop ● Blutdruckmeßgerät ● Reflexhammer ● Taschenlampe ● Blutzuckerteststreifen
II. **Atmungs-Einheit**	● Absaugvorrichtung ● Absaugkatheter (verschiedene Größen) ● Sauerstoffflasche (mindestens 200 l) ● Nasensonde ● Beatmungsbeutel und -masken (versch. Größen) ● Sauerstoff-Reservoirbeutel ● Rachentuben (Guedel-Wendl) (versch. Größen) ● Endotrachealtuben (versch. Größen) ● Intubationsbesteck ● Pleurapunktionsbesteck (Braunüle MT®)

II. **Kreislauf-Einheit**	● Infusionslösungen
	   ● Vollelektrolytlösung, z.B. Ringer-Laktat
	   ● Kolloidale Volumenersatzmittel, z.B. HÄS 200
	   ● Natriumbikarbonat 8,4%
	● Venenverweilkanülen
	● Venenkatheter
	● Desinfektionsspray
	● Spritzen und Kanülen in verschiedenen Größen
	● Tupfer, Pflaster, sterile Mullkompressen, Verbandpäckchen, Brandwundenverbandpäckchen
	● Schutzhandschuhe

IV. **Notfallmedikamente**	● s.S. 231 – 264

Bei Bedarf: **EKG-Monitor/Defibrillator**

KINDER-NOTFALLKOFFER

Zusätzlich zu dem für die Versorgung Erwachsener konzipierten Notfallkoffer sollte in den Rettungsfahrzeugen ein speziell für die Erstversorgung von Kindern zusammengestellter Koffer zur Verfügung gehalten werden. Dabei sollten alle notwendigen Hilfsmittel (Spritzen, Kanülen, Medikamente, Tuben etc.) zur Behandlung schwer erkrankter oder verletzter Kinder verschiedener Altersklassen, umfassend und übersichtlich gegliedert, schnell bereitgestellt werden können.

GEGENGIFTPAKET

Folgende Medikamente sollten in einer handlichen Box in jedem Notarztwagen vorhanden sein.

Spezifische Antidota:

2 Amp. *Atropin*sulfat (100 mg) ⟶ bei Alkylphosphatintoxikation

1 Amp. *4-DMAP* (250 mg)
10 Amp. *Natriumthiosulfat* 10% (1000 mg) ⟶ bei Zyanidintox., z. B. Blausäure, Schwefelwasserstoff

1 Amp. *Anticholium*® 2 mg ⟶ bei Atropinintox., Antidepressivaintox,

2 Amp. *Narcanti*® 0,4 mg ⟶ bei Opiatintox., z.B. Heroin

Unspezifische Mittel:

1 *Dosieraerosol Auxiloson*® (10,5 g) ⟶ Entzündungshemmung in den Atemwegen

3 Beutel *Isogutt*® (100 ml) ⟶ Augenspülung

2 OP Ipecac -*Sirup*® (Ipecacuanha-Sirup) ⟶ Auslösen von Erbrechen

1 Flasche *SAB-Simplex*® (30 ml) ⟶ Entschäumung

1 Flasche *Paraffinöl* (250 ml) ⟶ bei fettlöslichen Substanzen, z.B. Benzin

1 Beutel *Glaubersalz* (50 mg) ⟶ Auslösung von Durchfällen

2 Becher *Kohle-Pulvis*® (10 g) ⟶ bei wasserlöslichen Substanzen, z.B. Tablettenintox.

Roticlean® (100 ml) ⟶ Giftentfernung von Haut und Schleimhaut (Magenspülung)

Magenspülzubehör, **50-ml-Gefäße** zur Sicherstellung von Erbrochenem, Magenspülflüssigkeit, **Plastiktüten**, 100-ml-Spritze.

SPRACHTABELLE

Englisch

Welche Beschwerden haben Sie?	What is the matter with you?
Wie lange haben Sie diese Beschwerden?	How long do you have these troubles?
Zeigen Sie mir, wo es Ihnen wehtut!	Show me where you feel pain!
Atmen Sie tief ein und aus!	Please breath deeply!
Welche Medikamente nehmen Sie ein?	What kind of drugs do you take?
Wir müssen Sie in ein Krankenhaus bringen!	We have to take you to hospital!

Serbokroatisch

Welche Beschwerden haben Sie?	Kakve poteškoće imate?
Wie lange haben Sie diese Beschwerden?	Kako dugo imate ove poteškoće?
Zeigen Sie mir, wo es Ihnen wehtut!	Pokažite mi, gde vas boli!
Atmen Sie tief ein und aus!	Duboko udišite i iždišite!
Welche Medikamente nehmen Sie ein?	Kakve ste lijekove uzimali do sada?
Wir müssen Sie in ein Krankenhaus bringen!	Moram vas odneti u Bolniciu institut!

Italienisch

Che disturbi ha?

Da quanta tempo ha questi disturbi?

Mi indichi dove le fa male!

Respiri profondamente!

Che medicine ha preso?

Lo dobbiamao ricoverare in un' ospedale!

Spanisch

¿Que clase de molestias tiene Usted?

¿Desde cuándo tiene Usted estas molestias?

¡Enseneme dondo le duele!

¡Respire profundamente!

¿Que clase de medicamentos le dieron?

¡Tengo que transportarle a un hospital!

Türkisch

Ne gibi sikâyetleriniz vardir?

Bu sikâyetleriniz ne zamandanberi vardir?

Buraya ağriyan yerinizi gösteriniz!

Derin nefes alip veriniz!

Ne gibi ilaĉlar Kullandiniz?

Sizi hastaneye götürmek zorundayiz!

Französisch

Quelles douleurs avez-vous?

Depuis quand avez-vous ces douleurs?

Montrez où vous-avez mal!

Respirez profondément!

Quels medicaments prenez-vous?

Nous devons vous emporter dans un hospital!

LITERATURVERZEICHNIS (Auswahl)

Bücher:

- Ahnefeld, F. W., Dick, W., Kilian, J., Schuster, H.-P.:
  Notfallmedizin 2. Auflage Springer Verlag 1990, Berlin-Heidelberg-New York-London-Paris-Tokio 1986.

- Burchardi, H.: Akute Notfälle. Pathophysiologie-Diagnostik-Erstbehandlung.
  3. überarbeitete Auflage, Thieme Verlag

- Dreisbach, R. H., Robertson, W. O.,: Handbook of Poisoning
  12th Edition Appleton & Lange, Norwalk 1987

- Eliastam, M., L. Sternbach, M. J. Bresler: Manual of Emergency Medicine
  5th Edition, Year Book, Medical Publishers, Inc., Chicago-London 1989.

- Ford, R. D., Haston, L, Lennon, J.: Emergency Care Handbook.
  Springhouse Corp. 1986

- Gorgaß, B., F. W. Ahnefeld: Rettungsassistent und Rettungssanitäter,
  3. überarb. Auflage, Springer Verlag, 1993.

- Gross, R., Grosser K.-D., Hombach,V., Sieberth, H.-G.: Der internistische Notfall,
  Schattauer Verlag, 1990

- Halhuber, M. Harloff: Notfälle in der Inneren Medizin, 10. Auflage
  Urban & Schwarzenberg, 1993.

- Jensen, S. A.: Paramedic Handbook, Multi-Media Publishing Inc., Denver,
  Colorado 1983.

- Mills, J., M. T. Ho, D. D. Trunkey: Current Emergency Diagnosis & Treatment,
  2nd Edition, Lange Medical Publications, Los Altos, California 1985.

- Niedner, F.: Notfallsituation in der ärztlichen Praxis,
  G. Fischer Verlag, 1974.

- Restellini, A., P. J. Male: Urgences Medicales, Editions Medecine et Hygiene,
  Geneve 1982.

- Rosen, P., Baker, F. J., Braen, G. R., Dailey, R. H., Levy, R. C.:
  Emergency Medicine. Concepts and clinical practice.
  The C. V. Mosby company. St. Louis-Washington-Toronto 1988

- Safar, P., Bircher, N. G.: Cardiopulmonary Cerebral Resucitation.
  3rd Edition, W. B. Saunders Comp. London 1988.

- Schuster, H. P.: Notfallmedizin. Symptomatologie und erste Versorgung der akut-lebensbedrohenden Zustände. 4. Auflage, F. Enke Verlag 1989.

- Sefrin, P.: Notfalltherapie.
  5. neubearb. erw. Auflage, Urban & Schwarzenberg, Verlag 1991
  München-Wien-Baltimore, 1988.

- Tintinalli, J. E., Krome, R. L., Ruiz, E.:
  Emergency Medicine. A comprehensive study guide. 2nd Edition.
  Mc Graw-Hill Book company. New York-St. Louis-San Francisco 1988

- Weidle, R., Rentsch, J., Sterzel G.: Prähospitale Notfallversorgung.
  Barth Verlag 1990

STICHWORTVERZEICHNIS

A

Abdomen, akutes	135
Abdominal-Trauma	18, 24, 38, 133
Abort	147
Absaugen	26
Actilyse®	82
Adams-Stokes-Anfall	75
Adalat 5®	232
Aderlaß, unblutig	30
Aethanolintoxikation	181
Aethylalkoholintoxikation	181
Akineton®	257
Akrinor®	233
Alkalose	115
Alkoholintoxikation	181
Alkylphosphatintoxikation	44, 191
Alveolarruptur	129
Ammoniak	179
Amphetaminintoxikation	163
Anaphylaktischer Schock	95
Anatomie	127, 134
Anexate®	262
Angina pectoris	83
Antiarrhytmika	76
Anticholium®	44
Antidota	44
Aortenaneurysma	103
Aorto-cavales Kompressions-Syndrom	149
Apgar-Schema	161
Apoplektischer Insult	53
Appendizitis	135
Arrhythmie	75
Arsen-Intoxikation	179
Arterienverschluß	103
Aspiration	67
Aspisol®	234
Asthma bronchiale	25, 69
Asystolie	37
Atembewegungen	16
Atemfrequenz	26, 165
Atemgeräusch	16
Atemschutz	19
Atemstillstand	25, 33, 36
Atemstörung	16, 22, 25, 51, 65 - 71
Atemstoß	16
Atemwege	25, 36
Atemzugvolumen	26, 165
Atmung	14, 16, 25, 65
Atropin	44, 235
Atropinintoxikation	185
Augenschmerzen	224
Augenverletzung	224
Ausbildung	11
Ausrüstung	274
Auswurf	16
Auxiloson®	45
AV-Block	75, 77
AV-Dissoziation	75
Azidose	115

B

Bauchspeicheldrüse	135
Bauchverletzung	24, 38, 133
Beatmung	25, 26
Benzinintoxikation	195
Benzol	195
Berotec 200®	236
Beruhigungsmittel	185
Betablocker	37, 263
Bettennachweis	288
Bewußtlosigkeit	21, 51, 118
Bewußtseinsstörung	48, 49, 50
Bigeminus	75
Bittermandelintoxikation	193
Blausäureintoxikation	193
Blutdruckmessung	17
Bluterbrechen	139
Bluthusten	66
Blutstillung	66
Blutung - Schädel	121
Blutung - Scheide	147
Blutverlust	140
Bradykardie	75
Bronchusabriß	127
Buchstabiertafel	284
Bundesseuchengesetz	266
Buscopan®	237

C

Charrière	28
Chlorintoxikation	179
CO-Intoxikation	175
CO_2-Erstickung	177
Cyanintoxikation	44, 193

D

Defibrillation	32, 37
Dehydratation	111
Delir	50
Diagnostik, erweiterte	15
Digitalisintoxikation	249

Distorsion	141
4-DMAP	44
Dopamin	238
Dormicum®	239
Druckfallerkrankung	226
Druckkammern	286
Druckpunkt	35
Duodenalulcus	135, 139
Durchfall	42, 201

E

Ebrantil®	240
Einhelfermethode	34
Einsatzbewertung	12
Einsatzliste: Großunfall	273
Einweisung	11
Einwilligung	11
EKG	17, 37, 74, 75
Eklampsie	153
Elektromechanische Entkoppelung	75
Endotrachealtuben	28
Epiglottitis	166
EPH-Gestose	151
Epilepsie	61
Erbrechen	41, 201
Erfrierung	221
Erregungszustand	63
Erstbehandlung	14
Erstuntersuchung	14
Ertrinken	227
E-605-Intoxikation	44, 191
Euphyllin 200®	241
Extrasystolie	79
Extremitäten-Trauma	18, 24, 38, 141

F

Fachkundenachweis	11
Faustschlag, praekordial	32
Fehlgeburt	147
Fenistil®	242
Fettlösliche Substanzen	141
Frakturen, Einteilung	140
Freihalten - Atemwege	25, 27
Freimachen - Atemwege	25
Funkfrequenzen	287

G

Gasverseuchung	19, 43
Geburt	155
Gefährliche Güter	268
Gefäßverschluß	103, 105
Gefahrnummer	268
Gefahrzettel	269
Gegengifte	44, 275
Gesichtsverletzung	123
Gestose	151
Giftaufnahme	41
Giftausscheidung	43
Giftbisse	46
Gifteinwirkung	43
Giftinformationszentralen	285
Giftstiche	46
Gilurytmal	243
Glasgow-Coma-Scale	50
Glaukomanfall	225
Glucose	55, 244
Großschadensereignis	270
Guedeltubus	29
Gynäkologische Notfälle	145

H

Hämatothorax	127
Hämoptoe	66
HÄS 200	245
Harnverhalt	134
Haschisch	63
Haut	16, 17
Heroinintoxikation	189
Herzbeuteltamponade	127
Herzdruckmassage	35, 171
Herzinfarkt	83
Herzinsuffizienz	85
Herzkontusion	127
Herz-Kreislauf-Störung	23, 20, 51, 73 - 105
Herzrhythmusstörung	76
Herzschrittmacher	80
Hibler Packung	219
Hirnfunktion	15
Hirnhautentzündung	50
Hitzeerschöpfung	207
Hitzeohnmacht	205
Hitzeschaden	201
Hitzschlag	209
Hochspannung	19, 229
Hodenschmerzen	134
Hormonstörung	50
Hyperhydratation	111
Hypertensive Krise	99
Hyperventilation	26
Hyperventilationstetanie	71
Hyperglykämie	55, 57
Hypnomidate®	246
Hyposystolie	37, 75
Hubschraubereinsatz	267

I

Ileus	135
Immunglobuline	273
Indikation: Notarzt	20
Infektionskrankheiten	50
Informationszentralen	285
Infusionstherapie	31, 250, 256
Inhalation	41
Inneres Milieu	13
Intoxikation	41, 173 - 201
Intubation	27, 36, 42
Ipecacuanha	41, 45, 275
Isoptin®	247

K

Kälteschäden	203
Kalium	37
Kalziumantagonisten	247, 232
Kammerextrasystolen	79
Kammerflimmern	37
Kammertachykardie	79
Kardiogener Schock	23, 30, 89
Kardiopulmonale Reanimation	33 - 37, 171
Kardioversion	32
Katastrophe	270
Katastrophenschutz	272
Kemmler Zahl	268
Ketanest®	248
Kieferverletzung	123
Kindernotfälle	163 - 171
Kinder-Notfallkoffer	274
Kinder-»Normalwerte«	165
Kinder-»Dosierungen«	164
Kohlekompretten	42, 45, 275
Kohlendioxid	177
Kohlenmonoxid	175
Kohlenwasserstoffverb.	195
Kokain	63
Kolik	135
Koma diabetikum	57, 59
Koma hepatikum	50
Koma uraemikum	50
Krämpfe	15, 153, 169
Kreislauf	13, 14, 17
Kreislaufstillstand	30, 33, 36
Kreislaufstörung	73 - 115
Kruppsyndrom	166, 167

L

Lackverdünner	195
Lagerung	21 - 25, 30, 34, 36
Lähmung	15
Lanitop®	249
Lasix®	250
Laugenverätzung	43, 199
Lebensmittelintoxikation	201
Leberverletzung	133
Leichenschau	266
Leitender Notarzt	270
Linksherzinsuffizienz	30, 85
Literaturverzeichnis	278
Liquemin®	251
Lown-Klassen	80
LSD-Intoxikation	63
Lungenembolie	101
Lungenödem	22, 25, 87

M

Magen-Darm-Blutung	139
Magengeschwür	135, 139
Magenspülung	42
Marihuana	63
Medikamentenintoxikation	43, 185, 231 - 264
Mehrfachverletzung	143
Meldepflichtige Erkrankungen	266
Mesenterialinfarkt	135
Methämoglobinvergiftung	44
Methanolintoxikation	183
Methylalkoholintoxikation	183
Milzverletzung	133
Morphin	252
Morphinintoxikation	189
Motorradunfall	19
Muskeleigenreflexe	124

N

Nabelschnurvorfall	157
Narcanti®	44
Narkoseeinleitung	40
Nasenbluten	122
Nasentubus	29
Nasenverletzung	123
Natriumbikarbonat	253
Natriumthiosulfat	44
Nebenniere	50
Nebenschilddrüse	50
Neugeborenes	161
Neuner-Regel	213
Niederspannung	19, 228
Nierenabszeß	135
Nierenstein	105
Nitrolingual®	254
Nitrosegase	179
Norcuron®	255

Notarztindikation	20
Notfalldepot	273
Notfallkoffer	274
Notfallkompetenz	11
Notfallmedikamente	231 - 264
Notfallpatient	13
Notgeburt	159
Notintubation	27

O

Oesophagusvarizen	139
Ohnmacht	97
Organoalkylphosphate	191
Opiatintoxikation	189
Orientierung	136, 137

P

Pancreatitis	135
Pantolax®	256
Paraffinöl	42, 45, 275
PEEP-Beatmung	26
Petroleumintoxikation	195
Pflanzenschutzmittelintoxikation	191
Pilzvergiftung	201
Pneumothorax	129, 131
Polytrauma	142, 143
Präkordialschlag	32
Präeklampsie	151
Prioritäten	142
Promit®	251
Pseudokrupp	166, 167
Psychologie	47
Psyquil®	257
Puls	17
Pulsoximetrie	16
Pufferung	31, 36
Puppenkopfphänomen	118

Q

Querschnittssyndrom	125

R

Rachentubus	29
Rasseln	16
Reaktion	15
Reanimation	33 - 37, 157, 171
Rechtstellung	11
Reflexe	15, 16
Reizgase	41, 179
Rettung	19, 41
Rettungsassistent	11
Rettungshelfer	11
Rettungssanitäter	11
Rettungskette	13
Rhythmusstörungen	75
Ringer-Laktat-Lösung	258
Rückenmarksverletzung	24, 125
Rückwärtsversagen	87
Rufname	284
Ruhigstellung: Frakturen	38, 39

S

Sab-Simplex®	43, 45, 275
Säuren-Basen-Haushalt	107
Säureverletzung	43, 199
Sauerstoffzufuhr	25
Schädel-Hirn-Trauma	18, 21, 24, 38, 40, 51, 119
Schaumbildnervergiftung	43, 197
Schenkelblock	75
Schilddrüse	50
Schlafmittelintoxikation	183
Schlaganfall	53
Schleimhaut	16, 17
Schock	89 - 95
Schrittmacher	32, 37, 77
Schutzhelm	22
Schwangerschaft	151 - 159
Schwerbrandverletzten-Betten	214
Schweigepflicht	11
Seitenlage	21
Sekundärtransport	20
Sellickgriff	27
Sera-Plasma Depot	273
Sichtung	27
Sinusbradykardie	77
Sinustachykardie	79
Solu Decortin® H	259
Sonnenstich	211
Spannungspneumothorax	131
Sportverletzung	144
Sprachtabelle	276 - 279
Stoff-Nummer	268
Stoffwechselstörung	50, 55 - 59
Strahlenschutzzentren	286
Stromunfall	19, 228, 229
Suprarenin®	260

T

Tachykardie	75, 79
Tauchunfall	226
Telefonnummern	288
Thorax-Trauma	18, 21, 22, 24, 25, 27, 38
Thrombolyse	82, 101

Thrombose	105
TIA	53
Todeszeichen	265
Toluidinblau	44
Tollkirschen	187
Tonruf	286
Toxikose	168
Trachealabriß	127
Tränengas	179
Trans.-ischäm. Attacke	53
Trapanal®	261
Trauma Score (Revised)	116
Tuben	28, 29

U
Übersetzungshilfen	276
Unterkühlung	217
UN-Nummer	268

V
Valium MM®	262
Vasovagale Synkope	97
Vena-Cava-Kompression	23, 30, 139
Venenpunktion	30, 31, 36
Venenverschluß	105
Verätzung	199
Verbrennung	213, 215
Verbrühung	215
Vergiftungen	41, 51, 173 - 201
Vergiftungszentrale	285
Verhalten	47
Verkehrsunfall	19
Verletzungen	14, 18, 24, 38, 117
Verrenkung	141
Visken®	263
Vitalfunktionen	13, 15
Volumenmangelschock	21, 23, 30, 91, 93
Vorhofbradykardie	77
Vorhofextrasystolie	79
Vorhofflattern	81
Vorhofflimmern	81
Vorhoftachykardie	79
Vorwärtsversagen	89

W
Wärmepackung	219
Wasserlösliche Substanzen	41
Wasser-Elektrolyt-Haushalt	107
Wendl-Tubus	129
Wirbelsäulen-Trauma	18, 21, 24, 38, 125

X
Xylocain®	264

Z
Zahlentafel	284
Zentrale Störung	51
Zentrale Venen	31
Zweihelfermethode	34
Zwölffingerdarmgeschwür	135, 139
Zyanintoxikation	44, 193

RUFNAMEN DER HILFSORGANISATIONEN:

Bezeichnung: **Rufname:**

Arbeiter-Samariter-Bund	(ASB)	Sama
Deutsches Rotes Kreuz	(DRK)	Rotkreuz
Johanniter Unfall-Hilfe	(JUH)	Akkon
Malteser Hilfs-Dienst	(MHD)	Johannes
Feuerwehr		Florian
Technisches Hilfs-Werk	(THW)	Heros
Hubschrauberstaffel		Bussard
Bereitschaftspolizei		Brunhilde
Wasserschutzpolizei		Poseidon
Bundesgrenzschutz		Pirol
Deutsche Lebens-Rettungs-Gesellschaft	(DLRG)	Adler

Buchstabiertafel, national

A = Anton
Ä = Ärger
B = Berta
C = Cäsar
CH = Charlotte
D = Dora
E = Emil
F = Friedrich
G = Gustav
H = Heinrich
I = Ida

J = Julius
K = Kaufmann
L = Ludwig
M = Martha
N = Nordpol
O = Otto
Ö = Ökonom
P = Paula
Q = Quelle
R = Richard
S = Samuel

Sch = Schule
T = Theodor
U = Ulrich
Ü = Übermut
V = Viktor
W = Wilhelm
X = Xanthippe
Y = Ypsilon
Z = Zacharias

Buchstabiertafel, international

A = Alpha
B = Bravo
C = Charlie
D = Delta
E = Echo
F = Foxtrott
G = Golf
H = Hotel
I = India

J = Juliet
K = Kilo
L = Lima
M = Mike
N = November
O = Oska
P = Papa
Q = Quebec
R = Romeo

S = Sierra
T = Tango
U = Uniform
V = Viktor
W = Whisky
X = XRay
Y = Yankee
Z = Zulu

Zahlentafel

1 = einss
1 = zwoh
3 = drrei
4 = fiearr
5 = fünnef

6 = sechs
7 = siebänn
8 = acht
9 = noihn
0 = nuhl

INFORMATONSZENTREN FÜR VERGIFTUNGSFÄLLE:

Deutschland:
Universitätsklinikum Rudolf Virchow,
Standort Charlottenburg,
Reanimationszentrum
Spandauer Damm 130, 14050 Berlin
Tel. (030) 3035-3466, -2215,
-3436 bzw. -0

Beratungsstelle für Vergiftungs-
erscheinungen und
Embryonaltoxikologie
Pulsstraße 3-7, 14059 Berlin
Tel. (030) 3 02 30 22

Informationszentrale für Vergiftungen
Universitäts-Kinderklinik
Mathildenstr. 1, 79106 Freiburg
Tel. (0761) 270-4361, -4300, -4301

Beratungsstelle bei Vergiftungen
II. Medizinische Klinik und Poliklinik
der Johannes Gutenberg-Universität
Langenbeckstr. 1, 55131 Mainz
Tel. (06131) 23 24 6-6, -7 bzw. 171

Giftnotruf München (Toxikologische
Abteilung der II. Medizinischen Klinik
rechts der Isar der TU)
Ismaninger Str. 22, 81675 München
Tel. (089) 4140-2211

Österreich:
I. Medizinische Universitätsklinik
Spitalgasse 23, 1090 Wien
Tel. (0222) 40400/2222 bzw. 434343

Schweiz:
Schweizerisches Toxikologisches
Informationszentrum
Klosbachstraße 107, 8030 Zürich
Tel. (01) 251-5151, -6666

Belgien:
Centre National de Prevention et de
Traitement des Intoxications
Centre Antipoisons
Rue Joseph Stallaert 1, Brüssel
Tel. (02) 345-4545, -1818

Bulgarien:
Centre Anti-Poisons
Institut de Medicine
d'Urgence "N Prigov"
Clinique Toxicologique
Boulevard Totlebene 21, Sofia
Tel. 51162

Dänemark:
Giftinformationscentralen
Poisons Information Center
Rigshospitalet 7122
Tagensvej 20,
2200 Kopenhagen N
Tel. 31 39 42 33

Italien:
Centro antiveleni
Universita `di Roma
Policlinico Umberto I
Viale del Policlinico,
00161 Roma
Tel. (0) 6 490663

Niederlande:
Nationaal Vergiftigingen
Informatie Centrum
Rijksinstituut voor
Volksgezonheid
en Milieu hygiene
Antonie van Leeuwenhoeklaan 9,
3720 BA Bilthoven
Tel. (0) 30 748888

Polen:
National Poisons Information
Center and
Clinical Department of Toxicology
Institut of Occupational Medicine
Ul. Teresy 8, Warzawa
Tel. 579900, 574270/95/51

Schweden:
Giftinformationscentralen
Poison Information Center
Karolinska Sjukhuset,
10401 Stockholm
Tel. (0) 8 33 12 31

Tschechei:
Poison Information Center
Clinic for Occupational Diseases
Vysehradska 49, Prag 2
Tel. (2) 29 38 68

Ungarn:
Department Toxicologique
Hopital Sandor Koranyi
Alsoerdosor 7
Budapest VII
Tel. (1) 22 34 54

REGIONALE STRAHLENSCHUTZZENTREN

Deutschland:
Klinikum Steglitz der
Freien Universität Berlin
Abt. für Nuklearmedizin
Hindenburgdamm 30,
12203 Berlin

Kernforschungszentrum Karlsruhe
76344 Eggenstein-Leopoldshafen
Tel. (07247) 82-3333

Allgemeines Krankenhaus
St. Georg
Abt. Strahlentherapie und Nuklearmedizin
Lohmühlenstraße 5,
20099 Hamburg
Tel. (040) 2488-2371 bzw. -2256

Medizinische Hochschule Hannover
Abt. IV: Nuklearmedizin und
spezielle Biophysik
Konstanty-Gutschow-Straße 8,
30625 Hannover
Tel. (0511) 532-3197

Institut für Medizin der
Kernforschungsanlage Jülich
52428 Jülich
Tel. (02461) 61-5763 bzw. -5852

Universitätskliniken im
Landeskrankenhaus
Abt. Nuklearmedizin der
Radiologischen Klinik
66424 Homburg-Saar
Tel. (06841) 16-2201 bzw. -3305

Städtisches Krankenhaus Schwabing
Abt. Strahlentherapie
Kölner Platz 1, 80804 München
Tel. (089) 3068-541 bzw. -444

Gesellschaft für Strahlen- und
Umweltforschung
Ingolstädter Straße 1,
80807 Neuherberg
Tel. (089) 3187-333

**Spezialabteilung zur stationären
Behandlung bei schweren
Strahleneinwirkungen:**

Berufsgenossenschaftliche
Unfallklinik Ludwigshafen
Spezialabteilung für schwere
Verbrennungen
Ludwig-Guttmann-Straße 13,
67071 Ludwigshafen-Oggersheim
Tel. (0621) 68101

STATIONÄRE DRUCKKAMMERN

Deutschland
Städtisches Krankenhaus
im Friedrichshain
Zentrale Rettungs- und
Intensivtherapieabteilung
Lenin-Allee 49, 10247 Berlin
Tel. (002) 4367179

Schiffahrtmedizinisches
Institut der Marine
Kopperpahler Allee 120,
24119 Kronshagen
Tel. (0431) 54391

Bundeswehrkrankenhaus Ulm
Abt. Anästhesiologie
und Intensivmedizin
Oberer Eselsberg 40,
89081 Ulm/Donau
Tel. (0731) 171-2286 bzw. -1

Österreich
Department für Thorax- und
hyperbare Chirurgie
Universitätsklinik für Chirurgie
Auenbrugger Platz 1,
8036 Graz
Tel. (0361) 385-803 bzw. -0

Neurologische Universitätsklinik
Anichstraße 35, 6020 Innsbruck
Tel. (05222) 723-3899 bzw. -0

Schweiz
Medizinische Klinik
Universitätsspital Zürich
Rämistraße 100,
8091 Zürich
Tel. (01) 255-2252 bzw. -3588

FUNKFREQUENZEN

Bezeichnung	Telefon	Funkfrequenz	Unterband/Oberband	Wechselsprech./Gegensprechen	Tonruf 1/Tonruf 2
Leitstelle (eigener Bereich)					TR
Leitstelle (benachbarter Bereich)					TR
Leitstelle (benachbarter Bereich)					TR
Leitstelle (benachbarter Bereich)					TR
Leitstelle (benachbarter Bereich)					TR
Polizeizentrale					TR
Feuerwehrzentrale					TR

Funkfrequenz für Notruf im ganzen Bundesgebiet
444 Unterband Gegensprechen (G/S) TR 1

TELEFONVERZEICHNIS

	Vorwahl	Rufnummer
Zentraler Bettennachweis für Verbrennungspatienten, Hamburg	0 40	2 48 28-8 37 2 48 28-8 38
Beratungsstellen bei Vergiftungen, z.B II Medizinische Klinik und Poliklinik, Mainz	06131	23 24 66
Klinik mit Druckkammer, z. B. Bundeswehrkrankenhaus Ulm	07 31	1 71-22 86 bzw. -1
Spezialabteilung bei Strahlenunfall: Berufsgenossenschaftliche Unfallklinik Ludwigshafen	06 21	6 81 01
Intensivmobil - Einsatzzentrale (ASB)	0 22 35	4 20 11
Aero Dienst Flugambulanz (ASB)	0911	22 47 77
Notrufnummer im Einzugsgebiet		
Krankenhäuser der Umgebung:		
Fahrdienstleiter	....	....
Leitstellenpersonal	....	....
Nummer der eigenen Hilfsorganisation	....	....
Weitere Telefonnummern:		

AKUTE ATEMNOT →

BASISMASSNAHMEN:

- Atemwege freihalten, stabile Seitenlage
- Sauerstoffgabe
- venöser Zugang, Infusion
- Ständige Überwachung von:
  Hautfarbe, Atemfrequenz, Atemtiefe

RAUM FÜR PERSÖNLICHE ERGÄNZUNGEN

STARKER BRUSTSCHMERZ ⟶

AKUTE ATEMNOT

Bei Sauerstoffsättigung unter 85%,
Eintrübung

Intubation, Beatmung (100%, O_2, PEEP: 5)

Leitsymptome	Notfalldiagnose	Notfalltherapie (ggf. weiter differenzieren)	empf. Dosis 70 kg Patient
Rasselndes Atemgeräusch	Lungenoedem	Beine tieflagern	
		Nitrolingual-Spray	2 - 4 Hübe
		Lasix	20 - 60 mg
		Morphin	3 - 5 mg
Spastisches Atemgeräusch	Asthma bronchiale	Berotec-Spray	2 Hübe
		Euphyllin 200	300 - 400 mg
		Solu Decortin H	250 mg
Inspiratorischer Stridor	Kehlkopfenge	Solu Decortin H	3 mg/kg (250 mg)
		Euphyllin 200	5 mg/kg (350 mg)
		Valium MM	0,3 mg/kg (10 mg)
		Diazepamrectiole	0,5 mg/kg (10 mg)
Brustschmerz	Pneumothorax/ Lungenembolie	Nitrolingual-Spray	1 - 2 Hübe
		Morphin	2,5 - 5 mg
		Valium MM	5 - 10 mg
		Heparin	5000-10000 I.E.
Kein pathologischer Befund	Hyperventilation	Beruhigung	
		Rückatmung	
		Valium MM	5-10 mg

TACHYKARDIE ⟶

BASISMASSNAHMEN:

- Flach- bzw. geringe Oberkörperhochlage
- Sauerstoff (4 l/min)
- Ständige Überwachung von:
  Bewußtseinslage, Puls, Blutdruck,
  EKG-Monitor, Pulsoxymetrie

RAUM FÜR PERSÖNLICHE ERGÄNZUNGEN

BRADYKARDIE →

TACHYKARDIE

Bei Sauerstoffsättigung unter 85 % und Kreislaufinstabilität
(RR ↓90), evtl. Brustschmerzen und/oder Rasselgeräusche

Antiarrhythmische, medikamentöse Behandlung

Leitsymptome	Notfalldiagnose	Notfalltherapie (ggf. weiter differenzieren)	empf. Dosis 70 kg Patient
Blutdruck unter 90 mm Hg	Instabiler Kreislauf	Morphin	2,5 - 10 mg
		Valium MM	5 - 10 mg
		ggf. Hypnomidate	0,2 mg/kg/KG
		Kardioversion	100/200/300/360 J.
Verbreiterte QRS-Komplexe	Ventrikuläre Tachykardie	Kardioversion, Kreislauf instabil	
		Morphin	2,5 - 10 mg
		Xylocain 2 %	1 mg/kg/KG
		Valium MM	5 - 10 mg
Unregelmäßige Herzschlagfolge	Absolute Tachyarrhythmie	Lanitop	0,2 - 0,8 mg
		Isoptin	2,5 - 10 mg
Häufige bzw. polymorphe Extrasystolien	Ventrikuläre Extrasystolie	Nur bei Verdacht auf Herzinfarkt und bei Zustand nach Defibrillation	
		Lidocain	50 - 100 mg
		nach 10 min weitere	25 - 50 mg
Vorzeitig einfallende Herzaktionen	Supraventrikuläre Extrasystolie	Valium MM	5 - 10 mg
		Morphin	5 - 10 mg
		keine antiarrhythmische Behandlung!	

REANIMATION

NOTFALL IM KINDESALTER

Normalwerte:

Alter	Größe cm	Gewicht kg	Puls pro. Min.	RR mm HG	Atemfrequenz pro Min.	Atemzugvolumen ml	Tubus mm	Tubus Ch
Neugeborenes	50	4	140	60/40	40	40	3,0	14
6 Monate	70	7	130	80/50	35	50	3,5	16
1 Jahr	80	10	120	90/55	30	80	4,0	18
2 Jahre	90	12	110	95/60	26	100	4,5	20
4 Jahre	100	16	100	100/60	24	150	5,0	22
6 Jahre	120	20	95	105/60	20	200	5,5	24
9 Jahre	140	30	90	110/65	16	300	6,0	26
14 Jahre	155	50	80	120/70	12	400	6,5	28

Reanimation - Infusion:

Alter	Herzmassage pro Min.	Defibrillation Joule	Suprarenin (1:10) ml	Xylocain mg	Atropin mg	NaHCO₃ 8,4% (1:1) ml	Infusion ml/Stunde
Neugeborenes	120	10	0,4	4	0,1	4	40-80
6 Monate	120	15	0,7	7	0,1	7	70-140
1 Jahr	100	20	1,0	10	0,2	10	100-200
2 Jahre	100	25	1,2	12	0,2	12	120-240
4 Jahre	100	30	1,6	16	0,3	16	160-320
6 Jahre	100	40	2,0	20	0,3	20	200-400
9 Jahre	80	60	3,0	30	0,4	30	300-600
14 Jahre	80	100	5,0	50	0,5	50	500-1000

Medikamentendosierung:

Alter	Glucose 50% ml	Solu Decortin H mg	Euphyllin mg	Morphin mg	ben-u-ron 1-4 Supp. mg	Diazepam i.v. mg	Diazepam rectal mg
Neugeborenes	4	20	20	0,2	125	2,0	5,0
6 Monate	7	35	35	0,3	125	3,0	5,0
1 Jahr	10	50	50	0,4	250	4,0	7,5
2 Jahre	12	60	60	0,6	250	5,0	7,5
4 Jahre	16	80	80	0,8	500	7,5	10,0
6 Jahre	20	100	100	1,0	500	7,5	10,0
9 Jahre	30	150	150	2,0	1000	10,0	–
14 Jahre	50	250	250	3,0	1000	10,0	–

← NOTFÄLLE IM KINDESALTER

Chart 1: Beatmung

Gewicht	4 kg	7 kg	10 kg	12 kg	16 kg	20 kg	30 kg	50 kg
Alter	Neug.	6 M.	1 J.	2 J.	4 J.	6 J.	9 J.	14 J.

Legende: Atemfrequenz — Atemzugvolumen — Tubusgröße Ch

Chart 2: Kreislauf

Gewicht	4 kg	7 kg	10 kg	12 kg	16 kg	20 kg	30 kg	50 kg
Alter	Neug.	6 M.	1 J.	2 J.	4 J.	6 J.	9 J.	14 J.

Legende: Herzmassage — Defibrillation J — Infusion ml

Chart 3: Medikamente

Gewicht	4 kg	7 kg	10 kg	12 kg	16 kg	20 kg	30 kg	50 kg
Alter	Neug.	6 M.	1 J.	2 J.	4 J.	6 J.	9 J.	14 J.

Legende: Solu Decortin mg — Euphyllin mg — Diazepam mg i.v.

SCHWER VERLETZTER PATIENT

SCHOCK

Sauerstoffsättigung unter 85 %, Eintrübung, extremer Volumenmangel

Intubation, Beatmung 100 % O_2

Leitsymptome	Notfalldiagnose	Notfalltherapie (ggf. weiter differenzieren)	empf. Dosis 70 kg Patient
Blutung, Verbrennung, Flüssigkeitsverlust	Volumenmangelschock	Blutstillung	
		HÄS 200	1000-2000 ml
		Ringer-Laktat	1000-2000 ml
Stauungszeichen, Oedeme	Kardiogener Schock	Dopamin	5-15 µg/kg/min
		ggf. Atropin	0,5 - 3 mg
		ggf. Suprarenin	0,05 - 0,1 mg
		ggf. Nitrolingual Spr.	1 - 2 Hübe
Flush, Quaddeln, Hitzegefühl	Anaphylaktischer Schock, Stadium 1	Ringer-Laktat	500 ml
		Fenistil	
++ RR-Abfall um 20 mm/Hg + Pulsanstieg 20/Min.	Anaphylaktischer Schock, Stadium 2	Ringer-Laktat	500-1000 ml
		Solu Decortin H	250 mg
massiver RR-Abfall, Tachykardie, Bronchospasmus	Anaphylaktischer Schock, Stadium 3	Ringer-Laktat	1000-2000 ml
		Suprarenin	0,05 - 0,1 mg
		Solu Decortin H	1000 mg
		ggf. Euphyllin 200	300 - 400 mg

← **SCHOCK**

BASISMASSNAHMEN:

- Atemwege sicher freihalten
- Lagerung
- Sauerstoffgabe
- mehrere venöse Zugänge
- Volumengabe

RAUM FÜR PERSÖNLICHE ERGÄNZUNGEN